大展好書　好書大展
品嘗好書　冠群可期

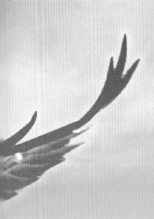

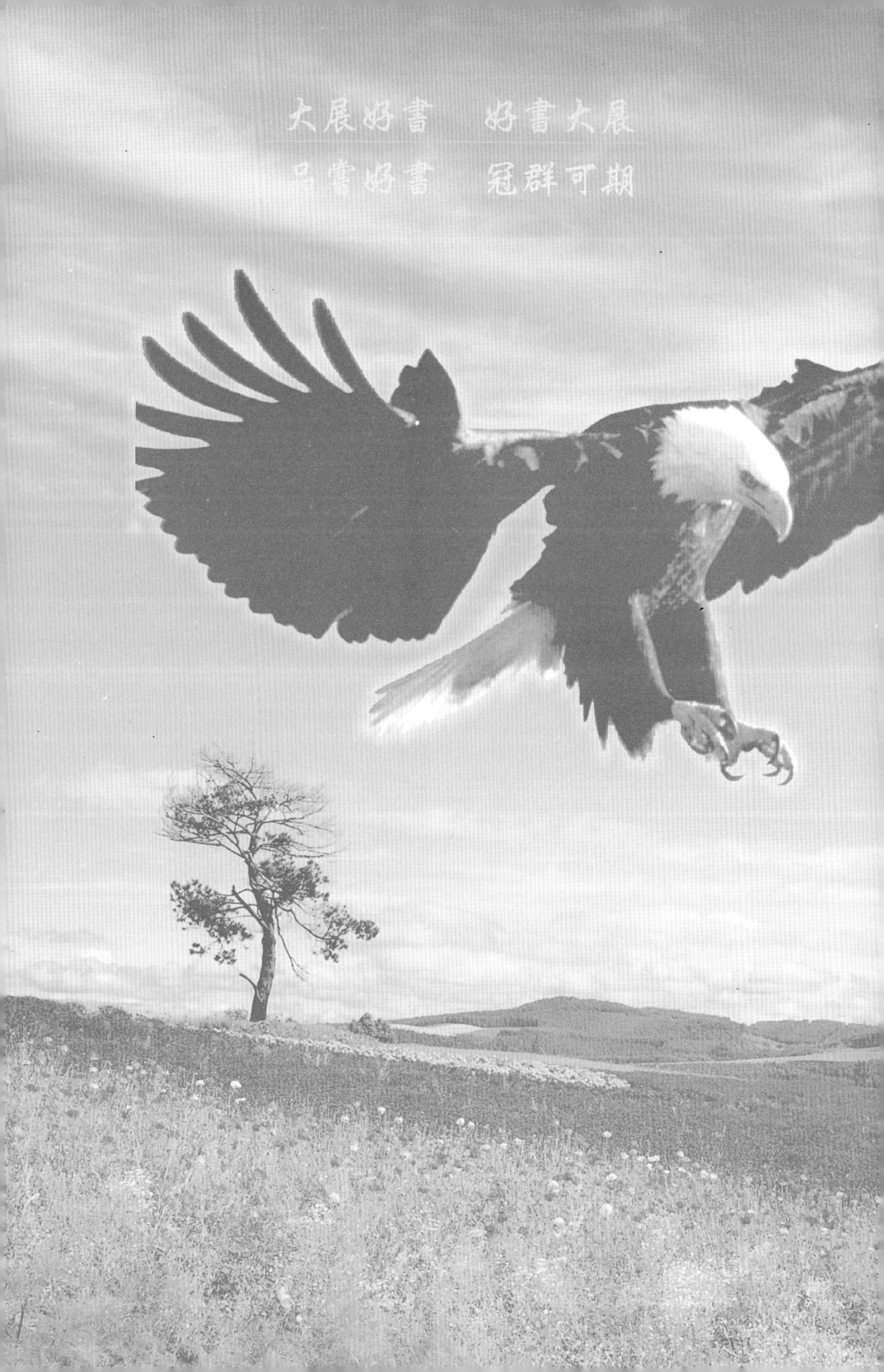
大展好書　好書大展
品嘗好書　冠群可期

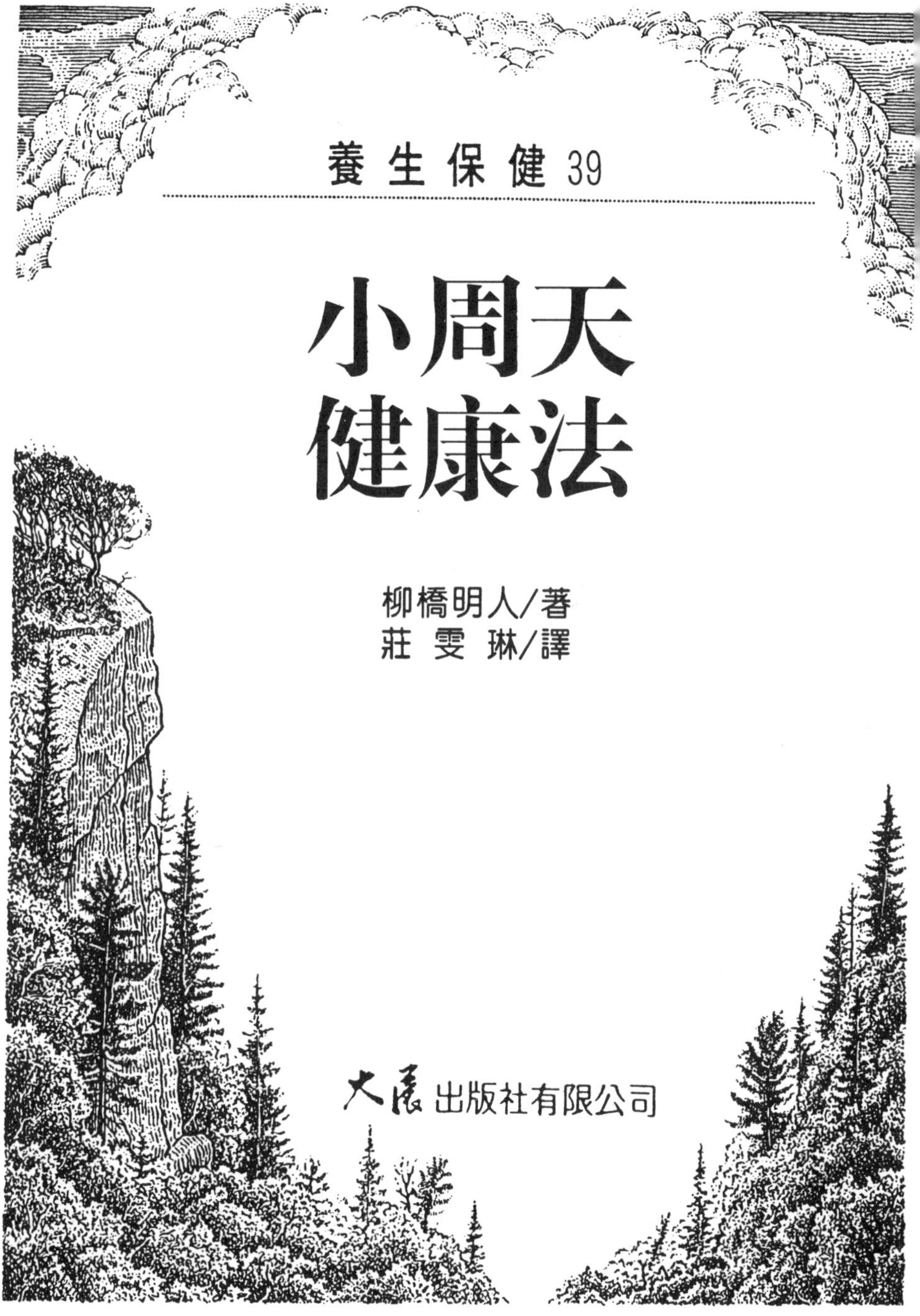

養生保健39

小周天健康法

柳橋明人／著
莊雯琳／譯

大展出版社有限公司

目　錄

講義篇　易的法則與氣的能量

1　從易的法則認識氣的能量……一三
〔基於易的東方文化〕……一三
〔易說明宇宙的規律〕……一四
2　兩儀與五行……一六
〔陰陽調和〕……一六
〔達到小周天經絡的平衡〕……一八
〔利用站樁功集中意念〕……二〇
〔五種構成要素的存在〕……二二
〔與五臟的關聯性〕……二四

3 自然的變化與五臟機能的關聯性……二六
〔五臟與四季的關連〕……二六
4 精神狀態與五臟機能的關聯性……二九
〔血液的循環機能〕……二九
〔新陳代謝〕……三〇
5 正確的心態可避免疾病……三三
〔集中力和有節制的生活態度〕……三四

實踐篇

小周天健康法

1 疾病來自於「氣」的不通……三九
〔如何通氣〕……三九
〔提高生命力的核心、小周天〕……四〇
2 小周天功法的四大核心……四三
〔站樁功的姿勢〕……四四

3　小周天上重要的十七個穴道……四六
（集中意念）……四六
（各穴道的名稱與效能）……四七
（穴道的位置）……五〇
（任脈與督脈相連）……五三
4　小周天實踐的過程……五五
（放鬆（去除緊張的自然態））……五五
（入靜（提高新陳代謝，進入氣功的準備階段））……五七
（意守各經穴（打開小周天上的主要經穴））……五八
（收功（使全身經絡氣的循環穩定））……五八
（收功的姿勢）……五八
5　小周天經脈是能量的寶庫……六一
（創造眞正的健康）……六一
6　五臟的功能及其活性化……六二

〔五臟的活性化是不可或缺的〕……六二
〔五臟的功能〕……六三
〔五臟機能減退所造成的疾病〕……六五
〔腎經的氣不通所造成的疾病〕……六六
〔肝經的氣不通所造成的疾病〕……六七
〔影響免疫反應的自律神經〕……六八
〔各經脈的氣不通所造成的疾病〕……七〇
7 **腎功能的活性化**……七二
〔腎功能減退即代表生命力減退〕……七二
〔提高腎功能的三種方法〕……七四
①丹田呼吸……七四
②提肛……七七
③小動物的姿勢……七九
8 **心、肺機能的活性化**……八三

〔新陳代謝與生命能量〕……八三
〔基本調息法(1)〕……八五
〔基本調息法(2)〕……八六
〔安定精神要利用龜的呼吸〕……八八
〔降血壓功能夠使血液循環順暢〕……九一
〔氣感體驗法〕……九三
〔美顏法〕……九五
9 脾的活性化……九九
〔脾的功能與唾液的關係〕……九九
10 肝的活性化……一〇三
〔虛肝功〕……一〇四
11 人體內的法則與構造……一〇七
〔體內能量的功能〕……一〇七
〔五臟的關連性〕……一〇九

〔吸收後天之氣的機能〕……………………一一一
12 精、氣、神的三關係法則……………一一四
〔人體內的三寶〕……………………一一四
〔密度較濃的氣是由體內製造出來的〕……一一五
13 在自然中的秩序與調和……………一一七
〔對任何事物都抱持肯定的態度〕………一一七
〔回到根本狀態〕…………………………一一九
〔提高心力、神的能量〕…………………一二一

體驗談 小周天健康法的效果

提高自然治癒力、身心健全的每一天（岩井浩一）……一二五
實踐之後克服了長年的膝痛（荒木五六）……一二八
成爲人生轉機的小周天健康法（嶋田光洋）……一三二
參加一個月的講習脫離病弱體質（大野和榮）……一三四

遇到氣功法，過著充實的每一天（林　幸子）……………一三七
練功日記〈九四年十月十日～九五年八月十二日〉（是枝瞳）一四一
後　記……………………………………………一五五

講義篇

易的法則與氣的能量

1

從易的法則認識氣的能量

〔基於易的東方文化〕

身體機能的活性化需要氣，而東方醫學認爲這是潛藏在人體內的能量。氣很難爲只以物質來評價的西方科學認識觀所掌握，因此被視爲迷信，或單純地指精神面的意義，故在以往的文化中並不受重視。

但是今日人體科學的範圍內，正熱心地進行著對氣方面的研究，得知氣是具備物質性的能量，同時會對人類的精神狀態造成影響的能量。

今日的尖端科學終於到達氣的世界，那麼，古代人是基於何種認識與想法來掌握氣的概念呢？

東方文化的認識觀全基於易。談到易，會令很多人聯想到占卜，但事實上，它是一種在各範圍內表現根本的法則。

東方文化認爲若要了解政治，應先學易；孔子亦曾說過，有志於醫學之道者，首先必須知易；孫子則認爲有志於修習兵法之道者，必先學易。所有的學問範圍是否能達到完美的境界，端視易學習至何種程度。

事實上，西方文化的發展，也受到易極大的影響，如電腦的基礎理論，就是應用易學中的陰陽理論。以易學爲主而建立的孫子兵法，在越戰時期透過中國的軍事顧問團，對越南的基本戰略造成極大的影響。

那麼易究竟是什麼呢？

〔易說明宇宙的規律〕

易這個字，是由日、月兩字合體而成。自古以來，許多哲學家們認爲自然界的森羅萬象，是所有一切反覆變換流轉所造成的，在這些變化中，最有規律，能正確移動的規則變化，便是太陽與月亮的移動。因此用來作爲時間的準則，就是掌握太陽和月亮移動的太陽曆、太陰曆。既非河川的流動，也不是雲的移動，而藉由太陽和月亮的移動，計算出「時間」。

大自然會隨著太陽與月亮的變化而產生改變，這就是易。簡單來說，象徵易的太陽和月亮，可說是這個世界一切森羅萬象規律的存在。此外，也可將易視爲所有範圍與次元規律的法則，以及從中產生的規則變化。

我們生活在西方科學的文化圈中，尤其現今國內正是這種典型，故我們在追求、探索某些事物的原理、法則時，只限於某種特定範圍內。

例如，牛頓地心引力的法則，只不過是具有既定方向性的質量運動法則而已，而凱因斯的一般理論，也絕不會超過與市場經濟有關的經濟學範圍的法則。

易可說明從宏觀次元到微觀次元爲止，所有宇宙的變化及規律。而發現這一點的古人，認識了氣這種無色、無形、肉眼看不見的能量功能及法則性。

2 兩儀與五行

〔陰陽調和〕

但是，世間眞的存在著符合所有範圍與次元的原理嗎？那究竟是什麼呢？

爲各位介紹一些易的代表性例子。易是表現這世間一切的根本與成立，成爲類型基準的易學世界，包括無極、太極、兩儀、三才、四象、五行、六合、七星、八卦等，所有原理皆傳承下來。而其中最易掌握的，便是兩儀與五行這兩種原理，在此稍加說明。

「兩儀」原理是指所有事物都具對照性質而構成，符合宏觀次元到微觀次元的所有次元與範圍。

兩儀，顧名思義，就是兩邊都是正確的，所有事物皆具對照的兩種性質，也就是一般所謂的「陰」與「陽」。而兩儀指的就是任何事物皆包含陰、陽兩方面。

如陰氣給人不好的印象。有人說「陽氣很好，陰氣則不好」。但這裡所說的陰與陽，是表現所有萬物中兩種對照的性質概念，並無絕對好壞的關係。

例如，以電來說，相當於陽的就是正電，而相當於陰的就是負電。當正負電流通，電能便能連續地發揮作用，使所有電氣製品的機能作動。正與負是對照性質的能量，若兩者不同時存在，就無法產生電能。

另一方面，人類的社會及生活中，也要保持陰陽調和。男性相當於陽，

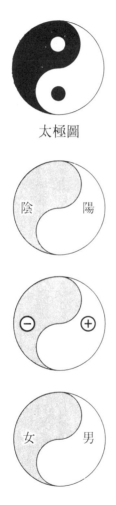

太極圖

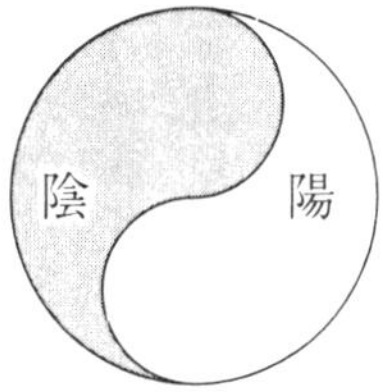

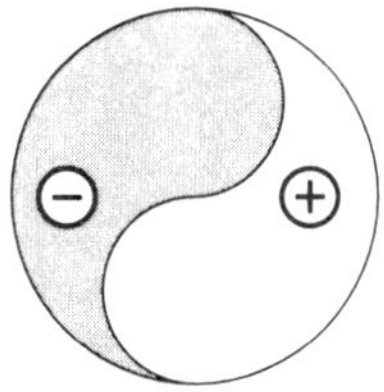

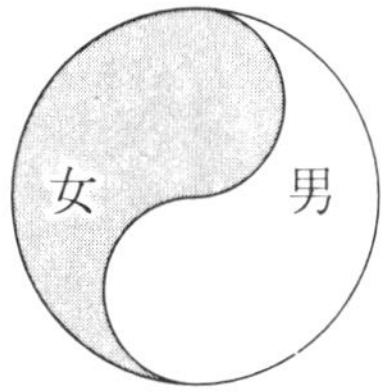

女性則相當於陰。所有事物皆擁有這兩種對照的性質，雖是對照，但絕非對立，互相以對方的存在爲前提而成立。以西方科學思考爲前提的文化觀，認爲兩種對照的事物具對立的構造，但東方思想則否。

對照的兩者指的是陰與陽，但它們絕非對立，而是將對方的存在當成必要而不可或缺的前提，因此具對照性。

也就是說，在對照的陰與陽共存調和時，一切才能達成理想、順暢。女性因男性的存在更女性化，男性因爲以女性的存在爲前提，而增強男性的性質。具對照性質的男性與女性，能互相引出對方的個性，達到調和，就能建立出最理想的人際關係。在各個範圍內，皆具陰陽兩者的性質。

〔達到小周天經絡的平衡〕

小周天經絡中的陽脈是督脈，陰脈是任脈，藉由打通任督二脈，體內的能量寶庫小周天經絡才能有氣通過。如作戰時有攻、守兩種的對照原則，若欠缺其中一種，則戰爭無法獲勝。

人類的神經，大致分爲自律神經和體性神經這兩種對照的神經，自律神經是與人類的意志無關，掌管內臟機能的神經，體性神經則能隨意識驅動肌肉、使肌肉運動的神經。二種具有對照功能的神經系統，使得人類全身機能受到控制，欠缺其中任何一種，就無法達到健康狀態。而自律神經又可分爲具活潑、興奮作用的交感神經，及具抑制興奮作用的副交感神經，藉由二者的平衡，巧妙地發揮機能。

有趣的是陰陽雙方都是以對方的存在爲前提，而建立平衡的關係，同時內側也具對方的性質。像男性爲陽、女性爲陰，但男性體內亦有女性荷爾蒙，具陰的性質，而女性體內亦有男性荷爾蒙，具一部分陽的性質。也就是說雙方以對方的存在爲前提，具對照性，同時又有對方的性質存在。這樣的關係性，從宏觀次元到微觀次元的所有範圍內皆成立。

從經濟的範圍來看，資本主義與社會主義兩種對照系統，可形成理想的經濟體制。但並非說那一種是正確的，而是二者皆具必要性。需要以資本主義私有財產爲前提的自由競爭社會，及以計劃經濟爲前提的社會主義系統。光有計劃經濟是不夠的，還需要自由主義系統；光有自由主義系統也有缺點，尚需有計劃經濟。雙方皆是以對方的存在爲前提所產生的系統，彌補對方的不足之處，故二者皆屬正確。若只有其中一種，則社會無法存續。無論是哪個範圍，藉由了解陰與陽的關係，才能產生理想的調和。

因此，六〇年代開始流行的「婦女解放運動」，及直到現在依然存有的「男尊女卑」觀念，絕不是平衡的想法。男性具有男性的個性及責任，而女性亦具女性的個性，並要盡應盡的責任，如此一來，才能產生更調和、更理想的家庭及社會。

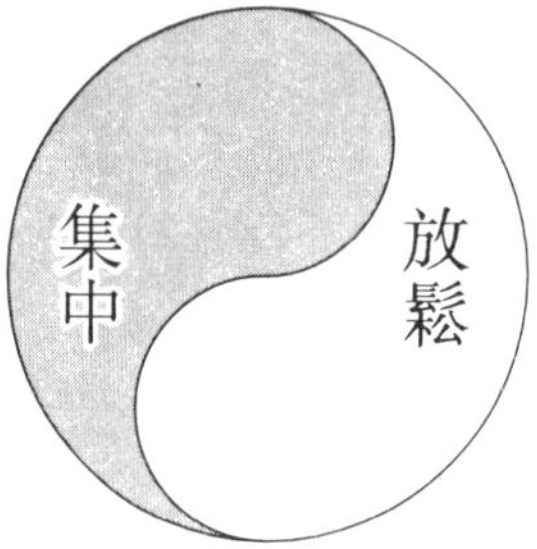

小周天功法

〔利用站樁集中意念〕

易學自太古以來就教導我們許多事情。想學習小周天功法，就必須重視陰陽的對照，利用小周天功法，求得對照的二個事物。如集中意念的意守與保持輕鬆的放鬆二者即爲對照。

集結東方醫學睿智的小周天功法，藉由站樁功的姿勢放鬆，同時將意念集中於各穴道，便能同時實行西方文化圈認爲不可兩立的二種行爲。

此外，當人學習、了解某種事物時，也必須經過對照的二種過程。也就是說，首先要從理論面來認識，然後透過實踐，累積經驗並從中學習，這就是二種對照。任何人若欠缺其中一種，便無法好好學習事物。

故必須把握範圍內的陰陽對照，取得陰陽的調和。學習氣也是同樣的情形，一定要對氣有正確的認識，了解自己進行的意義爲何，充分活用經驗。若能了解氣，就可深入實際感受到氣，同時，隨著經驗的內容豐富時，更能加強認識，掌握全體。

愈能深入實際感受到氣的人，就愈能把握氣在體內循環的狀況。這時，所有事物均能保持微妙的對照二種性質的均衡狀態。

只要擺出站樁功的姿勢，就能了解這是容易前後搖擺的姿勢，也是取得微妙均衡與調和的姿勢。這種姿勢能順利產生體內氣的循環。

我再重述一次，從宏觀次元到微觀次元的各個範圍內，所有一切皆以此方式來分析，就能明確把握其本質。透過這種獨物的東方文化認識觀＝易學的認識觀，即可掌握自然中所有一切事物內在的氣的實體。

五色	五指	五感	五臟	五行
黑	小指	聽	腎	水
青	無名指	視	肝	木
紅	中指	味	心	火
黃	食指	觸	脾	土
白	拇指	嗅	肺	金

〔五種構成要素的存在〕

易學認識觀的另一個基礎就是「五行」的想法。所謂五行，就是各範圍一定會產生具有五種作用的一個世界的原理。

古人認爲世上萬物，皆是由「金、木、水、火、土」五種要素所構成，而這五種構成要素的存在及其相互的關係性中，製造出所有的事物來。

以地球上的地理來探討，地球上共分爲五大洲；以世界的文化圈來探討，大致可分爲五種類。如集結世界各地區人類所舉辦的奧運，也是以象徵五個地區的五環旗代表。以全音階、一音階的音樂世界來探討的話，構成一音階的世界，基本上是由五種全音階所構成。此外，若將這世間的色彩從根本中抽出的話，最後會成爲基本「黑、青、紅、黃、白」五色。

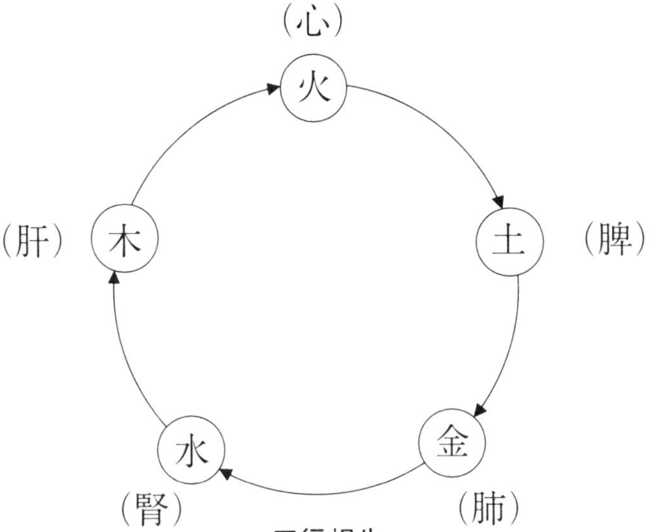

五行相生

故世界就是以這五大元素所構成的。

人的一隻手有五根手指，而手的機能是由五根手指發揮作用、達到調和所完成。

分析所有範圍及次元物質，會發現共有五種，若光只是發現，會認爲這只是單純的數字。但頗耐人尋味的，是這五種相當於五行的一切要素，和所有事物皆具關聯性。

所有事物，都是藉著五種作用和運行而成立的，相互間都具關聯性，例如先前所說的色彩世界有黑、青、紅、黃、白五色。有趣的是，人類的五臟，也就是身體的五種機能受損時，其變化會出現在臉上，而出現在臉上變化的色彩，就是這五色。

〔與五臟的關聯性〕

腎功能受損的人，臉色會發黑，若是爲淺黑色、消瘦，大部分是腰痛所致。此外，肝功能受損者會臉色發青。也就是說，當人罹患免疫系統方面的疾病，就會出現蒼白或發青的臉色，而循環機能較弱者，則臉色發紅。經常有人臉紅得像蘋果一樣，這些人大都有心臟疾病或循環機能疾病。

此外，消化機能較弱者臉色會發黃，呼吸機能系統較弱者則臉色蒼白。臉色蒼白者大都爲胸圍狹窄的人。

無論是五色也好，五臟也好，事實上皆具有頗耐人尋味的關聯性。

手的五行是指五根手指與五臟的對應關係。小指掌管腎功能，經由經絡來建立關係性；無名指掌管肝功能；中指掌管心臟功能；食指掌管脾臟功能；拇指掌管肺功能。小指的小字原本是指小孩，而腎表現內分泌機能，也就是說，爲了留下人類子孫的生殖與機能，是腎功能的一部分，而藉由生殖行爲生下小孩。甚至有人認爲豎立小指代表性的關係，其起源就是這種人體內看不見的系統、能量形成的關係性。

此外，無名指被視爲具有如藥般的機能，因此也稱爲藥指。肝功能是一種免疫機能，此外，爲了治療疾病，也能發揮消炎、鎮痛效果的機能。肝功能和無名指（藥指）是經由經脈相連的。

我國自古以來就有很深的與氣相關的文化造詣，但在以物質爲主的科學合理觀萬能的觀念之下，均被視爲無知蒙昧的技巧而捨棄掉。

任何事物皆有陰陽，只要探討精神、物質兩方面就能解答一切。爲了掌握氣，不只是物質，還要重視精神的了解。不光是客觀的，主觀的感性也很重要。現在，氣的能量可經由電磁氣的測定或溫度記錄法等實驗來確認。

如今終於能以客觀方式加以認識了，但數千年前，上古時代的人類，即使不知道科學爲何，也可藉由主觀的感性，清楚、成功地掌握氣這種能量，並活用在健康法上。

這種肉眼看不見的能量性質在體內的機能，以及與五行功能的關連等，皆已被發現。只是目前尚未能夠完全以科學的尺度來解釋，對於這一點，各位一定要有清楚的認識。

3 自然的變化與五臟機能的關聯性

東方醫學認爲疾病的原因包括外在要因與內在要因。外在要因是指圍繞我們人類的環境變化成爲疾病的原因。

大自然春天有春天的色彩，夏天有夏天的妝扮，秋天有美麗的紅葉，冬天有冬天的景觀，自然景觀會因季節的不同而有所轉變。人類是自然的一部分，體內狀態會隨著自然的變化而產生改變。東方醫學的先驅者們認爲季節的變化會對人類的五臟功能造成何種影響呢？我們來探討一下。

〔五臟與四季的關連〕

春天時肝功能最易受損。植物吸收大地之氣而冒出新綠，從大地冒出騰騰的熱氣。這個季節，人體內的氣容易往上衝。當體內的氣往上聚集時，容

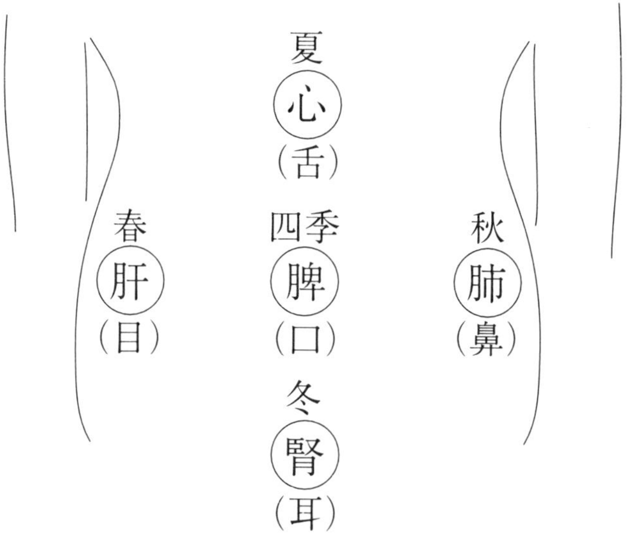

五臟與季節的相關圖

易引起血氣上衝。氣一旦往上時，人類的自律神經會變得敏感，過度發揮作用，容易導致神經功能失調的狀態。結果由於神經系的控制而發揮作用的免疫機能就會產生問題。

因此，春天時免疫機能旺盛所引起的過敏症候群、花粉症等容易惡化。且春天還有所謂的五月病，神經和頭腦的功能都會異常。有許多犯罪行爲也發生在春天。

夏天容易導致心臟功能減退。和春天比更爲酷熱，氣更容易往上衝。所謂「氣至則血至」，故夏天時血易集中在上半身，尤其是頭部，出現血氣上衝的倦怠感、臉發燙、頭重等感覺。夏天暑熱時，通常不是全身發燙，而只有臉發紅、發燙。這是因血液循環偏向於上半身，且上半身含有腦的毛細血管，故血液循環較易集中在複雜的機能中。

血液量集中某些部位，就好像都市中車輛擁塞而發生堵車狀況一樣。身體察覺到這種情況，於是提高心跳次數。當心跳次數過度上升時，血液循環不良、心臟疲憊，因此夏天容易出現循環機能障礙及心臟病發性。

秋天容易引起肺功能的障礙。肺具有呼吸機能，藉由吸入氧而不斷放出身體不需要的二氧化碳，而且需要大量水分，因此，肺最好處於不斷有水滋潤的狀態。

可是秋天空氣乾燥，乾燥的空氣經過口、鼻而進入肺中。此外，溫度下降，人類身體生理機能減退，容易因涼的空氣而失去肺氣。

冬天腎功能容易減退。腎功能是指內分泌機能，透過水分所進行的代謝機能。當溫度下降時，水分較多的身體機能，也會因水溫下降而造成不良影響，因這些部分的生理機能減退而損害腎氣。

4 精神狀態與五臟機能的關聯性

〔血液的循環機能〕

人類在春天時會腎氣受損，出現腰痛的現象，夏天罹患肺病，秋天時風濕惡化。因此察覺到氣不通並不只有外在的要因，更包含內在的變化，也就是說，精神狀態也會對五臟機能造成極大的影響。當被稱爲不良情緒的不好精神狀態持續時，會令人體的五臟機能減退。

以肝臟而言，憤怒、焦躁的情緒會損害肝氣。憎恨、嫉妒他人、怒氣會使身體受損，這時若利用抗生素抑制體內發炎症狀，提高免疫力的效果便無法發揮。

有些人實踐小周天功法時會緊咬牙根，或做出揮拳的動作，這是因積存在神經免疫機能內的憤怒、怨恨的不良情緒，藉由氣的力量發散所致。

此外，不適當的笑也對身體不好，因它會損心氣，並對血液的循環機能造成影響。意念至則氣至，氣至則血至，當意念分散，形成散漫狀態時，氣就會分散，血的分布亦變得散漫，血分散各處，血液循環不良。當然，人生不笑就會變得枯燥乏味，但若過度時，該做的工作便無法去做，只是在鬆散的生活中追求刹那的快樂，反而會損害身體的機能。

有些人實踐小周天功法後會突然笑起來，那是因殘留在心臟機能中過喜的不良情緒，藉由氣的力量發散所致。

擔心的事情、煩惱的事情，或太過於憂鬱等，會減弱脾的機能及消化力。在好的環境中，心雖有餘力慢慢地攝取飲食，但心中卻有煩惱的事，將導致胃酸過多、胃壁糜爛，吃的食物也不易消化。

〔新陳代謝〕

深切的悲傷會損害肺氣。事實上，受傷的心靈會使身體的新陳代謝減退，奪走全身細胞的活力。

肺與肌膚有密切的關係，追溯進化的起源時，發現單細胞生物是用細胞膜呼吸，而人類的肌膚也會呼吸，當女性處於深切的悲傷深淵中時。皮膚就會變得乾燥。

有些人實踐小周天功法時會突然哭出來，或是淚流滿面。也就是說，透過小周天功法產生的氣，治癒了殘存於胸中的心靈傷痕。

此外，恐懼或驚訝等不良情緒會損害腎功能，降低身體的內分泌機能。當人突然受到驚嚇時腰部會無力，也就是喪失腰氣。徘徊在恐懼深淵中的人經常尿失禁。當家庭的教養過度嚴格時，兒童的成長會較慢，在副性徵期出現發育不良的現象。若恐懼情感強烈襲擊兒童時，造成成長荷爾蒙分泌不順暢，就會產生這種現象。

此外，因升學或就職而進入新環境，但對新環境不熟悉，或學習、工作形成一種負擔時，對人際關係產生恐懼感的年輕女性會出現生理不順的現象。戰時的恐怖體驗會令人一直產生倦怠感或無力感而煩惱著。

即使不至於產生恐懼情緒，但若處於壓迫感和負擔感較多的生活中，也有不少男性會因精力減退、陽痿而煩惱。即使服用強精劑，但對於一直膽顫心驚過日子的人效果極差。對於疾病的治療而言，也是相同的道理。

也就是說，人類的精神狀態會對肉體的健康造成影響。故以往一直以物質為主的科學萬能時代所不受重視的肉眼看不見的病因，若每一個人都不加以考慮，恐怕將難以維持真正的健康。

5 正確的心態可避免疾病

要使免疫機能保持良好狀態，對小事不要過於敏感，存著大而化之的心態、不要生氣是相當重要的。

很多人一旦脫離社會的地位或名譽，開始談論自己時，所說的五句話中有四句是否定自我的論調，對自我產生的嫌惡感無處發揮，而對自己感到生氣。有許多人存在著自我嫌惡感，對自己嚴格的人，通常也對他人非常嚴格。

也就是說，會對他人產生一種否定的印象，只注意他人的缺點，在各方面不斷地產生憤怒之心。根本不去看自己好的一面，但事實上，人一定要注意自己好的一面，稱讚自己也很重要。

會原諒自己的人，也會對他人存有包容之心，而不會捲入憤怒的漩渦中。

〔集中力和有節制的生活態度〕

想保持循環機能的良好狀態，需要某種程度的「集中力」及「有節制的生活態度」。

而要保持消化機能的良好狀態，必須「不要太憂鬱，要擁有大膽的性格」來生存。

要保持呼吸機能的良好狀態，就得有不輸給任何事物的「開朗、積極之心」。

要保持腎功能的良好狀態，必須重視「體貼他人，愛他人之心」。在人類所擁有的情緒中，恐懼具最大的影響方，爲了加以克服，不要光替自己著想，也要了解自己是與他人共存在這個世界上，用體貼、關心與深切的情愛支撐自己。

這種積極追求強力精神的態度，對於創造眞正的健康而言，是絕對不可或缺的要件，對於這一點，各位一定要有明確的認知。

〈人體內的奧秘〉

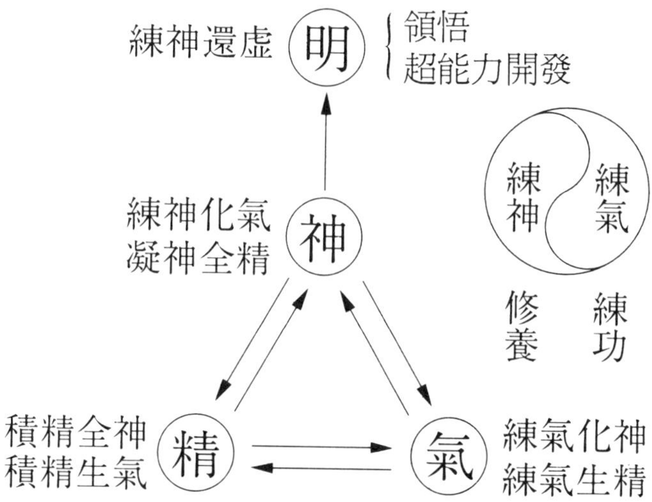

人體內三寶

精神修養五原則

一、清靜養神

二、節慾保精

三、和情治氣

四、適時適神

五、修性治神

實踐篇

小周天健康法

1 疾病來自於「氣」的不通

〔如何通氣〕

有句俗諺說「氣不通則痛」。爲什麼會出現身體疼痛、肩膀和腰發痲等事態呢？就是因爲「氣不通」。疼痛的原因有很多，但其根本就在於生命力的能量氣的不通所致，而疾病的原因亦然。

也就是說，我們身體所出現的各種腫脹、疼痛等疾病的核心，皆因能量不通、缺乏或處於飢餓狀態所造成的。當疾病的核心「缺乏應有的能量」時，若能有效地補充能量，就有如藉著補充食物消除飢餓狀態一樣，達到圓滿的狀態，同時也能消除疾病的狀態。

那麼對健康而言不可或缺的氣究竟在何處呢？到底是以何種方式存在

呢？事實上，氣存在於人體之內，沿著氣的流通道路「經脈」流通。最具代表性的經脈總計有十四經，手、腳中皆有經脈分布。氣是否順利通過經脈，會造成極大的影響，當然，若氣不通時，手、腳可能就會倦怠。經脈亦延伸到內臟，因此也可能導致疾病的產生、體調的惡化；相反地，若氣能充分在經脈間循環，人體就能維持健康。

原本人就應爲一健康體，但除非身體能發揮機能，否則就無法得到健康。可是能量一不通暢，身體機能減退，故得到健康的秘訣，就是讓氣順暢地流通全身。也就是說，讓氣持續在全身的經脈中流通。

〔提高生命力的核心、小周天〕

全身的經脈均各自擁有一條經脈。在體內縱貫的經脈，稱爲「小周天」。

小周天經脈是由「任脈」與「督脈」所構成的，圖中黑線的部分是「任脈」，斜線部分則是「督脈」。當「任脈」與「督脈」的氣通暢時，則全身經脈活性化，達到最高水準時，便會提高能量。若將流經手、腳的經脈比喻

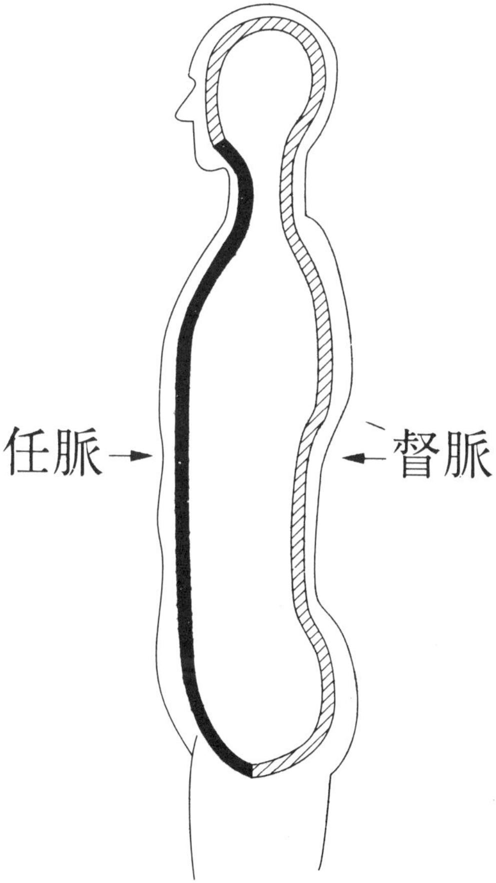
任脈
督脈

爲河川，則最後流入如海般的經脈，就是「任脈」與「督脈」。若將氣提高時，就可使沈睡的能量活性化，讓身體的生命力達到最高水準。

故健康的核心在於小周天。只要小周天通暢則百病癒（治癒腰痛、手腳冰冷症）。所以任、督二脈是能提高身體的治癒力及生命力的經脈。

本書將爲各位叙述在短期間內開發小周天功法的方法，就好像給飢餓的人食物一樣，非常簡單，不過，最重要的是要給他職務，給他自己找尋食物的技術。

那麼，該如何獲得食物呢？了解其作法是最重要的。該怎樣得到健康呢？當然是有方法的，而且要自己親自實行才能達成，只要了解其秘訣，對身體有益而無害。所以大家一定要藉由本書學習小周天功法的核心，幫助自己創造健康。

2

小周天功法的四大核心

接下來介紹小周天功法的作法。小周天功法以四大要素爲核心，若能完全了解、掌握，則我們體內氣的能量可顯著提高，達到小周天的貫通。

①站樁功
②舌抵上腭
③自然呼吸
④意守各經穴

只要正確做到以上四點，體內小周天就一定會通暢，請各位要努力地補足自己欠缺的部分，創造健康。

〔站樁功的姿勢〕

站樁功的姿勢，就是腳打開比肩寬稍寬，輕輕落腰，放鬆肩膀的力量，手肘彎曲，放在前方比心臟更低的位置。手指輕輕張開彎曲，重心稍微向前，放掉全身不需要的力量（自然態）。

第二點就是舌頭抵住上腭。練功中舌頭一定要抵住上腭。

其次是自然呼吸。盡可能進行長而緩慢的呼吸，這才是眞正自然的呼吸。大多數人的呼吸有不自然的傾向。

也就是說較爲短促，若只是反覆進行這種呼吸，反而會使新陳代謝不良。要使新陳代謝活性化的呼吸，就是緩慢深長的呼吸。

只要熟悉這個技巧，體調自然完全改變。熟悉站樁功與自然呼吸後，就能使我們的身體恢復自然態。

自然態是得到健康的關鍵。不要在身體上加諸多餘的力量。

自然態的核心，就是放鬆多餘力量的狀態，當達到這個狀態時，氣自然通暢、循環順暢。人類本身就具有這種系統。那麼，該如何打開小周天呢？

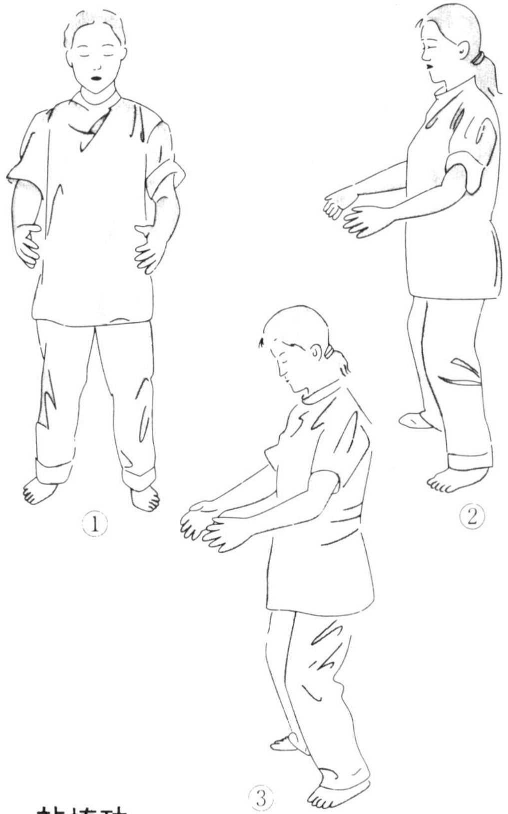

站樁功

①雙腳打開比肩略寬，輕輕落腰。放鬆肩膀的力量，手肘彎曲，伸向前方，置於比心臟稍低處。

②手指之間輕輕張開，略微彎曲。

③重心稍微向前，放鬆全身多餘的力量。舌抵上腭，自然呼吸。盡量進行長而緩慢的呼吸。

3 小周天上重要的十七個穴道

〔集中意念〕

想打開小周天，必須同時打開十七個穴道。若能辦到時，能量就可縱貫身體中央，完成小周天的狀態。那麼，該如何同時打開十七個呢？對各穴道深深地集中意念（氣功世界所使用的冥想狀態）。有句話說「意念至則氣至」，這也是人體內的法則。

意念力是人類能自由自在使用的最大武器。使用意念力，就可在短時間內同時打開小周天經脈上的十七個穴道，這就小周天功法的核心。將意念力加諸於各穴道上，也就是說，藉由意念力打開穴道。

頸部以下的穴道，可藉著「火候法」（想像在該打開的經穴位置上放著火球）的方法加深意念，經由擁有熱的感覺而打開穴道。

當然，此效果會因穴道的不同而有差距。例如「膻中穴」是肺呼吸中樞的穴道，在其下方的「中脘」則是胃腸的穴道。有些人的肺不好，表示他們「膻中穴」的氣較少，因此，藉由想像熱的狀態來打開穴道，恐怕很難掌握其實際的感覺。而「中脘穴」會立刻發熱，但「膻中穴」卻不會感覺發熱，故感覺會因健康狀態的不同而有異。

其次，頸部以上的穴道則使用「隨息法」（想像各穴道的位置有空氣出入）這個意念法，可想像爲利用穴道的位置來呼吸。

以物理觀點來說，人類是由口或鼻呼吸，但不要去想像用鼻呼吸，在心中想像空氣出入各穴道而打開穴道，如此一來，頸部以上的穴道自然會慢慢打開。對頸部以下的穴道產生熱感覺想像，對於頸部以上的穴道，則產生涼感覺想像。這麼做絕不困難。

〔各穴道的名稱與效能〕

神闕：肚臍位置的經穴。就好像樹木透過根吸收大地的營養一樣，可透過肚臍將生命能量吸收到體內。

丹田：位於神闕下方，是產生許多生命能量的發電廠。「丹田」表示燃燒擴大的火焰，表示能量區。

關元
中極 **下腹部** 促進腎功能，提高精力。對於女性的月經不順、不孕症等生殖系統的疾病有效。利用這個經穴的調整，亦可治療婦女病，而男性則能恢復性功能，使精力旺盛。

會陰：增強腎功能，提高精力。在上半身的正下方，陰部與肛門中間位置的經穴。任、督二脈在此交替，可強化下半身經絡氣的流通。

尾閭：位於尾骶骨前端，可治療痔瘡或便秘，使從下往上的督脈氣的循環活性化。

命門：蓄積人類的能量，在神闕的內側。蓄積氣之處爲精力來源，對腰痛、背部疼痛具有特效。

夾脊：命門之上，是調整食慾的經穴，當其打開時，會對食物的喜好產生改變。肥胖的人會消瘦，過瘦的人會產生食慾，得到健康。變得不想抽菸。

肺焦：位於肩胛骨之間。是提高肺功能的核心經穴，能提升肺泡的效率，使新陳代謝活性化。

大椎：位於背骨前端、脖子根部。是治療肩膀痠痛有效的經穴，對氣喘和咳嗽也有效，尤其對於夾脊、肺焦、大椎、天突、膻中五個經穴包圍處集中意念，效果倍增。

玉枕：位於枕部。打開此穴能提升記憶力，使腦幹組織功能活性化。

百會：位於頭頂部，也就是天窗的位置。能使整個腦的功能活性化，只有人類才能從此處吸取宇宙能量。

印堂
山根　**眉間**　具恢復、提升視覺機能的作用。此外，能使神經性頭痛消失。

天突：位於喉嚨（領帶打結處）。使甲狀腺荷爾蒙活性化。

膻中：位於胸部正中央。對於女性的健胸有效，與肺焦一樣能提高肺的功能。

中脘：在胃袋的位置。和夾脊共同促進消化機能的活性化。

〔穴道的位置〕

確認一下各穴道的位置。首先就是「天突」在喉節下方，「膻中」在胸間、「中脘」在胃袋、「神闕」在肚臍、神闕往下四指處是「丹田」。「丹田」是非常重要的穴道，是整個身體精力源的穴道。從「丹田」往下四指處，就是下腹部能量區。下腹部能量區含兩個穴道，那就是「關元」與「中極」。這個穴道約有三根手指的間隔，從「丹田」到陰部排列著。包含此二個穴道在內的一帶，稱爲下腹部。

這二個穴道的距離很近，毋須一一想像，可用意念整個來想像更有效。將二個穴道當成一點，視爲能量，意識集中於此來打開穴道。

再往下就是「會陰穴」。「會陰」爲任、督二脈的匯流點，是相當重要的穴道。一定要好好地打開此處。在發揮意念時，不論是否感覺發熱，只要反覆溫熱的想像，心中反覆默念「溫暖了、溫暖了」即可。或者也可想像紅色的光球。

其次是尾骶骨。尾骶骨穴稱爲「尾閭」，是非常重要的穴道。接著是「

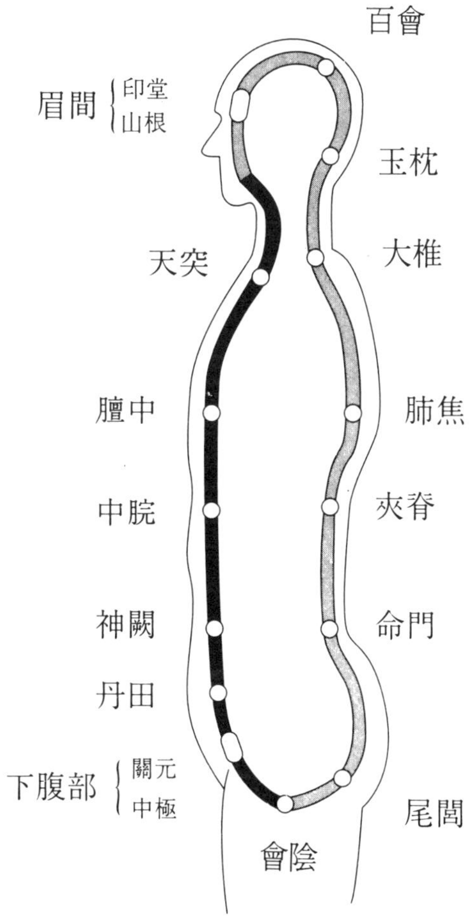

小周天經絡圖

命門」，就位於「神闕」的相反側，是治療腰痛、手腳冰冷症非常有效的穴道，位置在皮帶上方附近。

小周天的穴道都是很容易發現的穴道。再往上就是「夾脊」穴，是在「中脘」相反側的穴道，此二穴道是能幫助人體胃腸機能活性化的穴道。其次是肺焦，也就是肺的焦點，是呼吸中樞的穴道，與「膻中」同爲強化人體呼吸機能的穴道。

有些人的肺功能較差，這是因無法進行有效的新陳代謝所致。即使血液暢通，但通過的血液中不含足夠的氧，此外，從身體各處送達的二氧化碳也無法充分排出體外，結果使全身的細胞缺乏元氣。應該如何做以消除這種現象呢?那就是不要依賴藥物。

事實上，我們想確認肺泡利用藥物活性化的程度如何是很困難的。只要貫通氣，巧妙地引出原有的生命力，就能使肺泡發揮機能。

再往上就是「大椎穴」，位於脖子往前倒的骨凸出處，這是非常重要的穴道。以上是頸部以下的穴道。

再來是頸部以上的穴道。首先是「玉枕穴」，位於顱骨陷凹處，是非常重要的穴道之一。「玉枕穴」周圍集中主要的腦幹組織，而呼吸機能等各種自律神經機能中樞也在此處。

接著是頭頂的「百會穴」。有些人此處是陷凹的，剛出生的嬰兒此處呈陷凹貌，這是與整個頭腦神經細胞活性化有關的穴道。只要能打開此處，就不易得腦軟化症等疾病。

朝前往下走，就會到達眉間能量區，這裡是包括「印堂」「山根」等穴之處。「印堂」在眉毛之間，「山根」在兩眼之間，這二個穴道與下腹部的情形一樣，距離非常接近，因此毋須一一處理，可在二者聚集的一帶呼吸、集中意念，即可毫不勉強地同時打開二個穴道。

〔任脈與督脈相連〕

如圖所示，「督脈」是從會陰開始，上溯背部，通過頸部、頭上到達上顎。這就是「督脈」的構造。而「任脈」則是從下顎開始並結束於會陰。因此「任脈」與「督脈」不會通過口中，二者是切斷的，但二者若不相連，就不具任何意義。爲什麼呢？因爲當經脈循環一周時，氣的流通最爲順暢，所以必須藉由上顎與下顎相連，使得氣循環全身，讓全身機能活性化。

那麼該如何相連呢？也就是第二點中列舉的「舌抵上腭」，如此一來，就能使任、督二脈相連。

也就是說，舌頭就是使小周天相連的開關。就像開關打開時會通電，舌抵上腭時舌用力往深處拉，這時，舌頭會產生一種強烈的麻痺感，各種變化也會出現於口中。

4 小周天實踐的過程

〔放鬆（去除緊張的自然態）〕

接著進入實際的練習。練習是由四階段所構成，首先是放鬆，也就是放輕鬆的狀態。先前敘述過自然態時，氣的流通順暢，能增強身體的生命力。氣流通能使細胞機能順暢地發揮作用，增強身體細胞的力量，同時，也能順利產生個人的能力，這個秘訣就是「自然態」。

人一旦緊張時，就容易失敗，無法發揮能力，內臟也是如此，因緊張而氣循環不順暢時，容易引起內臟機能方面的疾病。故身心都需要好好地放鬆。

該怎麼做呢？共有三個方法，就是「放鬆關節方法」「調整呼吸方法」

「放鬆表情方法」等三項。人一旦緊張時，關節就會僵硬，相反地，不緊張時則關節柔軟。古人認爲身心合一，心情緊張時身體就跟著緊張，而身體緊張時心情亦隨之緊張，因發現此法則，於是提出「身心如一」的觀念。故巧妙地放鬆身體就能使心靈放鬆，秘訣之一就在於關節，只要放鬆關節力量，自然能達到放鬆狀態。所以首先要放鬆關節的力量。

放鬆的第二個秘訣在於表情。面無表情的人，其神經一直保持在緊繃狀態，沒有豐富的精神活動。這可能是由於壓力或個人消極的性格等不同理由所致，總之，面無表情對精神而言絕對不好，反而非常地危險。

經常受虐待的孩子會面無表情，就好像戴面具一樣，而被逼到無路可逃的人，也會產生這種表情。所以，極力放鬆表情的狀態非常重要，故首先必須製造表情，然後才能放鬆。

該如何放鬆表情呢?就是要笑。只要微笑一下，就會發現完全改觀，笑能改變體內的狀態，因爲氣可因而循環。光是一個表情，就會對人類的精神狀態、神經功能造成極大的影響。

其次是呼吸。秘訣在於盡可能緩慢地呼吸。呼吸快速會使情緒不穩定，容易緊張，同時心跳次數上升，所以調整呼吸相當重要。

〔入靜（提高新陳代謝，進入氣功的準備階段）〕

還有一點，就是「入靜」的階段，也就是提高新陳代謝的過程。新陳代謝是捨棄老舊物質、吸收新物質的機能，當新陳代謝減弱時，會阻礙生理活動的活性化。唯有新陳代謝好好發揮機能，才能提升生理活動。

不只是整個身體的新陳代謝，每個細胞也有新陳代謝。新陳代謝是由肺與心臟這二個器官所進行的，若此二者能好好進行新陳代謝的話，則全身六十兆個細胞亦能順利進行新陳代謝。那麼，該如何使二者皆活性化呢？這需要氣，只要氣通暢就能讓機能活性化，氣不通暢，機能就會減退。因此，要藉由巧妙地送入氣，使其活性化。

將熱感覺集中在肺。具體而言，就是一面緩慢的呼吸，同時心中默唸由鼻子進入的空氣「好熱，有熱空氣進入」。

接著想像心臟附近的情形，也就是說，想像心臟附近溫熱，如此一來，氣就能循環至心臟，使心臟的機能穩定。

〔意守各經穴（打開小周天上的主要經穴）〕

在順暢地使新陳代謝活性化之後，依序打開十七個穴道，再回到「神闕」。也就是始於「神闕」，終於「神闕」。

〔收功（使全身經絡氣的循環穩定）〕

最後可利用「神闕」穴收功（主要目的是爲了防止因小周天功法的實踐，而在體內提高的氣能量無端放出體外所進行的，必須將氣收藏在體內）。

〔收功的姿勢〕

「收功」要以立位來進行，雙手的勞宮穴在「神闕」交疊，男性爲左手在下，女性則右手在下交疊。放鬆身體的力量，慢慢地將空氣吸入腹中，不必勉強用力吸氣，如此一來，就能透過「神闕」使全身所產生氣的循環穩定。意守各經穴，意念集中在十七個穴道上所產生的自發動功（氣循環在經

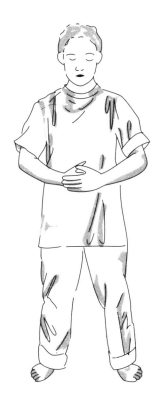

收功的姿勢

雙手的勞宮穴與神闕穴重疊

絡上時，藉著氣的循環而產生的身體的自然動作）會自然地平靜、穩定下來，逐漸調整氣的流通。以小周天爲主，全身經脈都有氣流通。

當意念集中在任一穴道時都不可用力。

此外，必須注意呼吸不能太快，將意念牢牢地集中在每一個穴道上。當意念集中於穴道上時絕不能焦躁。各位可靠本身的力量，將沈睡在自己體內的能量引出至最高水準。

以上就是關於小周天功法的基本說明。

5 小周天經脈是能量的寶庫

各位已學過將體內的生命力能量「氣」提高的方法核心。欲創造眞正的健康，何者是最重要的呢？那就是打通縱貫體內的經脈。人體圖中的經脈可說是能量的寶庫，所有的經脈最後一定會與小周天相連。藉由打開經脈，全身氣通暢的狀態之下，就可使機能活性化。

〔創造眞正的健康〕

小周天通暢則百病癒，這是古人的想法。那麼該如何打開小周天呢？這也是自古以來人們所追求的夢想。我們首先要了解氣究竟具有何種性質，以及爲了打開小周天，到底需要什麼？必須先了解以上的問題點，才能藉由有效方法打開小周天。這並不困難，事實上，任何事物皆是如此，可能只有一、二個原理，只需掌握住方向實踐即可。

希望大家能好好地把握自身內擁有小周天的價値。

6 五臟的功能及其活性化

〔五臟的活性化是不可或缺的〕

人在何種狀態下會得到健康呢？五臟的活性化是不可或缺的。五臟藉由生命力能量活性化的狀態而得到健康。若五臟無法充分活性化，也就是無法充分發揮功能時，則體調崩潰，罹患疾病。

五臟是什麼呢？就是維持生命必要的五大機能。西方醫學認爲腎是在腰後方兩側的二個臟器，肝則是在右側腹的臟器。但這是十九世紀後才沿用的說法。中國人無論是對人、團體或國家的名稱，喜歡用一個名字來稱呼，而人體五個重要的機能，則各自以腎、肝、心、脾、肺這五字表示。明治初期，近代化的日本導入西方醫學的主流解剖醫學，但無法找出適當的翻譯文字，因此，只好直接轉用東方醫學用來表示五臟的字眼。

究竟五臟眞正的內容是什麼呢？就是用腎、肝、心、脾、肺五個文字所表現的身體機能。

〔五臟的功能〕

首先，腎是指內分泌機能，以一個字表現就是「腎」。我們的身體平常藉由分泌各種物質以維持健康，代表性的例子就是荷爾蒙。體內源源不絕地分泌出數種荷爾蒙，才能維持正常的生命活動機能，此外，汗和尿液等老廢物才可分泌、排泄掉。還有也能產生製造骨髓的骨髓液、淋巴液等，以維持生命活動。故「腎」可說是身體分泌活動的總稱。

其次是「肝」，表示身體的免疫機能。簡單來說，就是身體的防衛能力，是抵抗疾病的力量。當這個機能減退時，人會被病原菌侵襲，身體也可能出現發炎或腫瘤的現象。

因而免疫力一旦減退，就無法維持正常的健康。稍微過度活動手腕，就引起腱鞘炎；身體稍微疲勞時，內臟表面就發炎或內臟黏連。

像落枕就是這種情形，通常不可能輕易地扭到筋，但是因一些小的狀況而有病原菌入侵時，病原菌的繁殖使得體力減退，當免疫力極端的減低時，人體就會發霉。

其次，「心」是一種循環機能，也就是血液的循環。人體有超過六十兆個細胞共存。六十兆以上的細胞需要得到能量的供給，因此，血液要循環。每一個細胞所需的營養素與氧不能夠過與不足。這個機能一旦無法發揮作用時，則六十兆個細胞難以共存。

「脾」具有自食物中吸收必要的能量加以蓄積的功能。

最後，就是維持生命不可或缺的功能，亦即是呼吸功能。也就是攝取氧，放出二氧化碳的功能。基本上，生命體是由碳原子製造出來的。但是，必須要大量排出不需要的東西，所以一定要順暢的吸收氧。

呼吸是透過肺來進行，而且各細胞也會進行呼吸。因此，全身都能夠吸收新的氧，放出老舊的二氧化碳，進行氣體交換，藉由持續進行這種氣體交換的功能，才能夠維持一個生命的活動。

〔五臟機能減退所造成的疾病〕

正常的發揮五種機能，是維持生命的前提。那麼，要如何使這五種機能持續發揮正常的功能呢？答案就是「氣」能量。並非只要仰賴飲食與運動，就能夠強健五大機能。五大機能是一種生命活動，必須是在支撐的能量得以循環時，才能夠發揮機能。

而能量又是如何發揮機能呢？必須要透過經脈才能夠發揮作用。在人體內有各種的經脈，藉著氣通過某個經脈，才能夠使身體的內分泌機能活絡，這個經脈就是「腎經」。此外，當氣通過某個經脈時，能使人體的免疫機能順利的發揮作用，這個經脈就是「肝經」。

另外，當氣通過某個經脈時，能促使循環系統順利的運作，這個經脈就是「心經」。當氣通過某個經脈時，呼吸機能可以正常的進行，這個經脈就是「肺經」。所以，讓氣通過這些經脈，是維持健康的必要條件。不過，遺憾的是，很多人不了解這一點。

以下介紹提升五大機能的具體方法。希望各位讀者能夠因此而得到健康。

〔腎經的氣不通所造成的疾病〕

當腎功能降低時，會造成何種現象呢？也就是當氣無法通過腎經的狀態下，會降低內分泌機能，全體荷爾蒙的分泌失調，結果就會引發糖尿病。

所謂的糖尿病，是胰臟所製造的胰島素荷爾蒙無法正常分泌或無法發揮機能所造成的疾病。體內所吸收的葡萄糖無法順暢地送達細胞，而於血液中循環。因此，即使吃得再多，身體也容易疲倦。

一旦腎功能下降時，骨骼脆弱。很多人認爲骨骼脆弱原因在於鈣的不足，所以要充分攝取小魚乾。但是，如此也不見得能夠強健骨骼。唯有在骨髓液能夠正常的分泌下，骨骼才能夠強健。但是，如果無法正常的分泌骨髓液，則骨骼會變得日益脆弱。骨骼空洞，形成骨質疏鬆症，這是因爲骨的功能減弱所致，當然會引起生殖機能障礙。

這全都是由於腎經的氣不通所造成的。例如女性的生理不順、男性的精力減退等都是明顯的例子。這個腎經的經脈，從腳底通過腳，從臀部通過背部到達耳。在氣無法通過經脈的部分，身體的機能會減退。所以當氣無法循環到腎經時，背部倦怠，腰與膝也容易疲憊，腳部沈重。因此，腰痛者，要高明的提高腎經之氣，使腎功能活絡。

〔肝經的氣不通所造成的疾病〕

當氣無法通過肝經，免疫力極端減退，容易引起各種疾病，也容易發炎。不只是免疫不全，也會出現免疫過剩，亦即免疫力過度發揮作用的現象。在此狀態下，即使沒有不好的病原菌進入，但是身體卻會任意的發揮免疫力反應或免疫作用，反而容易引起疾病。

這就是所謂的過敏症。有人認爲過敏是由於蛋、肉或花粉所引起的，但是共通點是，這些東西原本對身體來說都是有益的東西。

不過，身體卻將其視爲敵人，努力想要將其驅逐出境，結果出現了下痢或蕁痲疹等的症狀。這是身體任性的做出錯誤的解釋。花粉症也是如此。花粉本身並非不好的東西，但是身體視其爲一種病毒，爲了加以消除，而會流鼻水、流淚、下痢、發燒或出現蕁痲疹的現象。

像這樣，免疫力無法發揮作用，會造成困擾，不過，任意發揮作用，也會造成困擾，所以必須在理想的範圍內運作，這樣對人體而言，免疫力才是有益的機能。

〔影響免疫反應的自律神經〕

控制免疫反應，免疫作用的系統是神經。因此，神經正常、充分發揮機能、沒有痲痺的人，其免疫作用就能夠產生正常的反應。所以，罹患自律神經失調症這種神經症的人，除了輕微的頭痛、噁心、頭昏眼花以外，也可能引起免疫反應的異常。

爲什麼神經會痲痺或異常呢？多半是由於壓力所造成的。過度活動身體而損傷運動神經，這是十分罕見的情況。通常，在酷使神經後，只要讓神經休息就可以了。問題在於如果是以肉眼看不見的形態所造成的精神疲勞，導致自律神經的負擔，就會引起嚴重的問題了。

對於人體免疫反應造成極大影響的，就是自律神經。自律神經容易受到壓力的影響，是相當纖細的神經。這個神經能夠巧妙控制身體的免疫反應。

但是如果遭受壓力等所謂阻礙神經的因素經常出現，則神經會受損，同時免疫反應會減退或過剩。

現在很多年輕人擁有異位性皮膚炎這種過敏症狀。在昔日，小學一個年級中頂多只有一、二名學童罹患這種疾病，因此，堪稱是罕見的疾病。不過，現在患者激增，一些年輕女性上班族，也因爲工作壓力而罹患異位性皮膚炎。

年輕女性發病的部位多半在手肘內側、腋下等。不過，孩提時代罹患異位性皮膚炎的人，長大後，在心情穩定的狀況下往往容易痊癒。當然，進入社會工作後，因爲工作壓力而擁有異位性皮膚炎的患者也很多。

對於這種來自壓力的疾病，應該要努力地加以改善。這時，最好能夠創造一個優閒的身心狀態。

事實上，身與心是一體的，只要身體放鬆，心情也能夠放鬆。放鬆多餘的力量，神經自然就能夠復原。

這是因爲人類有自然治癒力的緣故。只要把神經製造成一個空白的狀態，就能夠自然的治癒疾病。儘管如此，我們仍然酷使神經，造成神經的異常。所以要自我控制，好好休息。只要休息，就能夠恢復正常的機能。換言之，只要讓頭腦處於空白的狀態即可。

所謂空白狀態，就是沒有意識的狀態。很多人會將其與無意識這種潛在意識的世界混為一談，而我將其稱為「空意識」的世界。

亦即下意識的讓頭腦變成一片空白。這麼一來，就能夠戰勝安眠藥或鎮靜劑、恢復神經機能。

〔各經脈的氣不通所造成的疾病〕

如果氣無法通到「心經」，當然會造成循環機能異常。對於具有喞筒功能的心臟而言，當然無法正常發揮作用，心跳加速或減慢，血液循環不良，血的功能也下降。

如果氣無法通到「脾氣」時，消化機能減弱，亦即胃腸較弱。

氣無法通到「肺經」時，呼吸機能減退。雖然都是呼吸，但是在呼吸機能下降的狀況下的呼吸，與能量充足的順暢呼吸是完全不同。呼吸機能中最具代表性作用的器官，就是肺臟。其間存在將近二億個肺細胞（肺泡）。

按理而言，應該二億個全部發揮作用，不過，普通人也只有五萬個左右發揮功能。亦即只有發揮二十五％左右的機能。因而形成一個平常沒有辦法有效供給氧的狀態。也就是說，雖然經由呼吸能夠吸收新的氧，將老舊的二氧化碳排出體外，但如果這個功能無法充分發揮作用，二氧化碳較多的舊血就會循環於全身。

即使擁有完善的循環機能，想要使血液循環，但是一旦呼吸機能無法順暢地發揮作用，整體而言，會導致新陳代謝不順暢。

如上所述，相信各位已經了解到何種機能減退時會引起何種疾病。其次為各位說明使機能活性化的方法、作法。

請各位想一下自己的弱點在哪裡？擁有找出問題的意識以提高自我，這一點是很重要的。從結果來找出原因。首先，在肉眼看不到的部分，與機能有關的能量的缺乏現象先出現，再以肉眼看得到的形態爆發出來。因此，需要提高肉眼看不到的世界的能量水準。

7

腎功能的活性化

〔腎功能減退即代表生命力減退〕

首先，敘述如何提升掌管身體內分泌的「腎」的功能。自古以來，人們認爲腎是五臟中最重要的臟器。腎功能減退，就象徵人類的生命力減退。漢方藥七～八成都是以補腎爲目的。

亦即用來補腎功能的藥物占了八成左右。由此可知相當重視腎的功能。因爲當腎功能正常發揮作用時，才能夠產生精。古人認爲精滿則氣榮，故有「精足則氣盛」的說法。

各位一定聽過「精氣」這個說法。精氣就是從精產生的氣，氣存在於各處。不僅在人體內，在植物、動物、大地、天空等的大氣，以及水中都存在著氣。因此，身處於山林之間，會感覺整個人脫胎換骨一般，身心得到淨化，神清氣爽，新陳代謝順暢。基於這個觀點，自古以來，修道院都建在山中。這是因爲山中存在著能夠發揮各種作用的氣。

喝「蔬菜湯」，曾經造成風潮，這是因爲蔬菜中所含的氣的功能，對人類有好的影響。健康的根本在於氣，只要以任何的形式提高氣，則能夠促進健康。這也是蔬菜湯或健康食品受人歡迎的原因。

氣具有各種形態，只要攝取或提高氣，就能夠獲得健康，而密度較濃的氣，事實上可由人體自行製造。

這就是由精所產生的氣＝「精氣」。其力量強大無比。只要腎功能旺盛，就能夠改變精的能量，攝取而改變氣的作用。

精指的是「活力」，是足腰的力量。有元氣的跑、跳、肉體行動力旺盛，同時生殖力強，這都是精力充足所致。

將氣集中在足腰，就能夠提升內分泌機能。同時，一旦足腰擁有精氣，則全身的氣也能夠順暢的流通。所以，如果氣不通，則一切都停滯不暢。因此，爲了獲得健康，首先就要提升腎功能。

〔提高腎功能的三種方法〕

①丹田呼吸

那麼到底要如何提升腎功能呢？大致有以下三種方法：

首先是「丹田呼吸」，能夠提高腎氣。我再三強調，腎是內分泌機能。在身體各處都存在著內分泌腺。其中重要的內分泌腺集中在足腰。亦即腎所製造出來的身體活力源——精，是儲存在足腰。因此，如果要提升腎功能，首先要注意足腰。在足腰有提升腎氣的數個重要穴道，其中之一即爲「丹田」。

丹田呼吸是使「丹田」活性化的主要方法之一。一旦打開「丹田」，就能夠增強全身的氣力。當然，就經脈的構造而言，不僅是丹田，也要讓氣通達全身的經脈，尤其是骨骼較弱，虛弱體質、精氣虛的人，一定要集中性的打開「丹田」，如此才能夠擁有豐富的精氣。

丹田呼吸，顧名思義，就是利用「丹田穴」呼吸的方法。用肺呼吸時，吸氣時肺會膨脹，吐氣時則收縮。肺會自然地膨脹收縮。同樣的，進行以

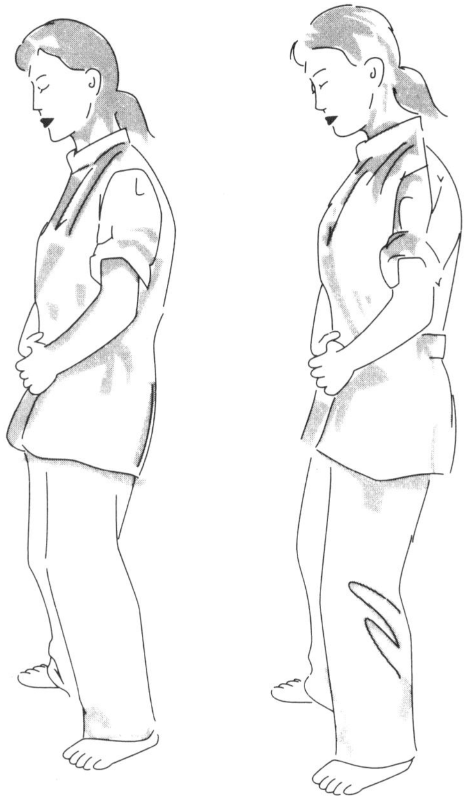

①　　　　　　　②

丹田呼吸

①雙手的勞宮穴與丹田穴重疊，吸氣時使下腹膨脹。

②吐氣時，想像從丹田通過勞宮放出空氣。

※吸氣之後暫時停止。停止之後再慢慢吐氣。

「丹田」爲主的下腹部呼吸，就是丹田呼吸法。從「丹田穴」將空氣大量蓄積在下腹部，這時下腹部膨脹，而透過丹田將空氣放出體外時，下腹部則會收縮。一邊進行這種想像，一邊呼吸。雖然物理上是用鼻子呼吸，用鼻子吸氣、吐氣，但卻想像是由「丹田穴」呼吸。

腳打開比肩稍寬，雙手的勞宮穴交疊在「丹田穴」。勞宮穴是握手時中指插入之處。男性左手在下，女性右手在下交集重疊，置於「丹田穴」上。輕輕落腰，全身放鬆，舌抵上腭用鼻呼吸，從鼻子慢慢吸氣，慢慢吐氣，透過勞宮讓空氣進入「丹田」，持續著這種想像。吸氣時下腹膨脹。吐氣時想像從「丹田」通過勞宮將空氣放出。吸氣，止息，然後再慢慢吐氣。好好地掌握這三階段的步驟，將更有效率。

有句話說「精足不知寒」。當充滿精氣時，體內所產生的變化就是身體會發熱。實踐十分鐘左右，通常只要十分鐘就會產生顯著的效果。若用時間來考量效果，可作爲效果的基準點。能補足身體所欠缺的能量，使身體機能順暢。氣功法在效果出現前，要持續一定的練習時間。

當丹田呼吸的練習時間尙未達到標準時，倘若能量不足，身體亦無法形成良好的狀態。不論任何人，在最初五分鐘都會拼命努力，但五分鐘一到就開始厭倦。再過五分鐘就可達到基準點，提高身體的腎氣，可是卻在努力五分鐘時即告放棄，根本就毫無意義。所以好好地做是相當重要的，持續丹田呼吸十分鐘，這是很有意義的時間，一定要遵守這個原則，持續進行。

故要盡可能在相當的時間帶進行。不要有時在早上做，有時半夜、有時中午，必須建立個人的規律。每天早上或晚上，盡可能一天做兩次，在毫不勉強、無負擔的範圍下進行。

②提肛

其次是打開「會陰」穴。打開會陰穴核心的方法就是「提肛」。「肛」是指肛門的肛，「提肛門」意指爲將肛門提起，那麼該如何做呢?也就是將肛門用力。肛門突然用力時，便會感覺臀部上抬，因此稱爲「提肛」。肛門周圍有括約肌，愈去使用它，就會有如按摩會陰。也就是說，這就好像用手指按摩「會陰」穴一樣，故要盡可能地使用括約肌，以打開這個穴道，如此一來，即可提高腎氣，擁有精力，治療手腳冰冷症，去除足、腰的疼痛。

一邊吸氣，一邊肛門用力。此外，一邊吐氣，一邊放鬆肛門的力量，有節奏地反覆進行。讓括約肌配合呼吸的節奏活動，就能更有效地刺激「會陰」穴。至少要進行五十次，若不進行五十次，便無法產生顯著的效果。

「提肛」還會產生一些次要的效果，有助於預防及消除痔瘡。因此患有痔瘡者，必須巧妙地使用括約肌，打開會陰穴，盡早治療肛門的疾病與痔瘡。我已多次提到過，在氣不通的場所，容易引起疼痛或疾病，故必須巧妙地提高氣。便秘亦是如此，巧妙使用括約肌，打開「會陰」穴，即可有效消除便秘。可以稍加嘗試。

此外，「提肛」對於產後恢復體力也很好。生產會大量消耗足腰之氣，就好像耗掉一個生命誕生時的生命力能量般。因此足腰的氣在產後會變得非常少，是很容易產生危險疾病的狀態。

子宮與卵巢可能與其它臟器黏連，或是容易產生腫瘤，故產後必須多加注意此處，提高此處的氣才行。而補充失去的能量最簡便、最有效的方法，就是「提肛」，藉此即能在短時間內消除產後腎氣不足的症狀，巧妙地加以調整。因其具有許多次要的效果，故一定要努力地提肛。

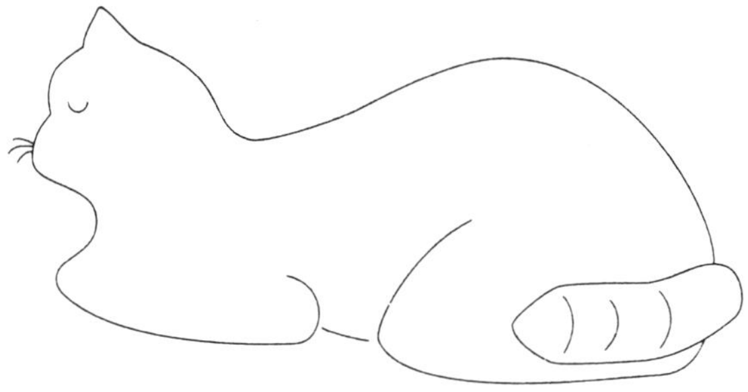

貓的彎曲構造圖

③小動物的姿勢

最後就是採取小動物的姿勢，這也是能夠提高腎功能的姿勢。古人明察秋毫，例如觀察貓休息的姿勢。大家都知道，貓的睡眠時間並不長，疲勞時只要稍事休息，就能立刻很有元氣地遊玩。在短時間內就能恢復活力，動作敏捷，可立刻攀爬高處，表現出強健的精力。此外，生殖能力亦非常地強。當人類看到貓時，就感覺到牠的精力非常強。爲什麼貓具有如此強的精力呢？古人一定會考慮到這個問題。

若仔細觀察貓的生態，就會發現牠經常保持一定的姿勢休息。而最重要的也就是這個姿勢，貓一旦生病時，就會採取這個姿勢休息。

也就是說，貓的精力很強，可能與這一定的姿勢有關吧！人類做此聯想，因而試著擺出這個姿勢，結果發現背部的倦怠、腰的疼痛都能在短時間內消除，故察覺到強化足腰的秘訣，就在於此。爲什麼這個姿勢對於足腰、強精有益呢？秘訣就在於其彎曲構造。

如圖所示，小動物姿勢最大的特徵，就在於足腰處形成一大彎曲。事實上，這個彎曲姿勢能沿著彎曲，使氣的流通順暢。建立彎曲，就容易使氣的循環順暢。

先前敘述過，提高腎功能的腎經脈，是從腳底通過腳的內側到達臀部，然後由背部到達耳部，好像夾住督脈似的在身體的縱中央排列。而要使腎經脈的氣流通順暢，只需給予腎經彎曲的姿勢，就能使氣沿著彎曲順暢地在經脈上流通。故而增強腎功能，湧現活力，這就稱爲小動物的姿勢。而實際做時該如何進行呢？

首先要正坐。正坐可藉由曲膝而去除膝的疲勞，也可說是提高足腰氣的好姿勢。其秘訣在於彎曲，彎曲姿勢的構造會產生氣容易循環的狀態。將手輕握成拳，稍微朝身體靠攏後，身體往前倒，從腰到背部形成彎曲。

當持續此姿勢時，氣便能順利地流通至腎經。好像太陽穴直接貼於地面

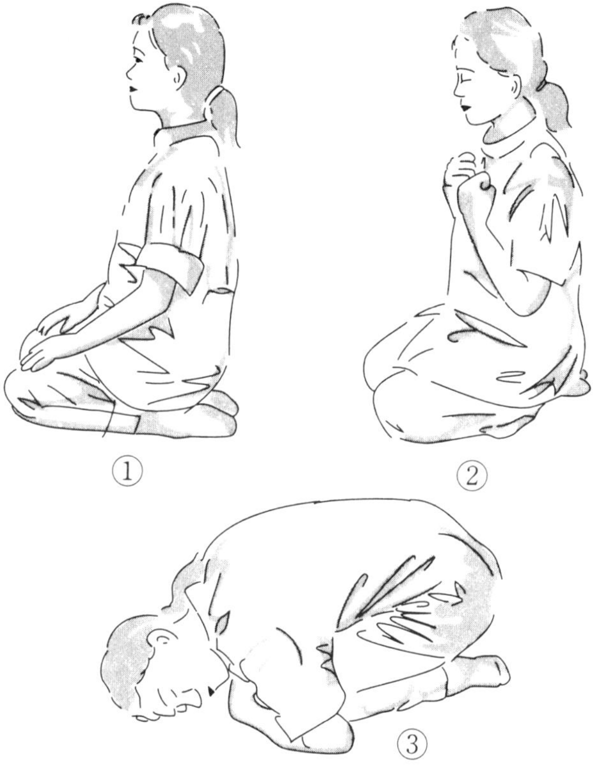

小動物的姿勢

①首先正坐。

②手輕握，稍微拉向體側，同時往前倒。

③如果太陽穴直接貼地，則更能夠深深彎曲。

似地進行深彎曲，持續這個姿勢一段時間，就能使氣順暢地在腎經脈內循環。若是腹部突出、很難擺出此姿勢者，太陽穴毋須完全碰到地面也無妨。在盡可能的範圍內實行這個姿勢。

儘可能每天進行小動物的姿勢。習慣之後，大約五分鐘就會流汗。證明精力增強了。小動物的姿勢一次以持續十五分鐘爲標準。「提肛」爲五十次，「丹田呼吸」爲十分鐘，按照一定的長度、次數來做，就能夠提高效果，因此，很有耐心的持續做下去非常重要。尤其在睡前進行時，能夠去除足腰的疲勞。

此外，能夠使睡眠效果、消除疲勞效果倍增。通常只睡三小時的人也擁有與睡六小時的人同樣的效果，只睡四小時的人擁有好像睡八小時的效果一樣。因此，如果不得已必須要減少睡眠時間的人，在睡前一定要擺出小動物的姿勢。

以上，我爲各位敘述如何提高腎功能的方法。那麼對人類健康而言，何者最重要呢？也就是五大機能。在提高五大機能上下工夫，努力進行自己的健康管理、生理機能的活性化吧！

8 心、肺機能的活性化

〔新陳代謝與生命能量〕

健康的核心在於能量的活性化。能量是什麼呢？就是一種稱爲氣的生命力能量。這個能量潛藏在體內。年輕人氣的能量旺盛，隨著年齡的增長，氣的能量功能停滯。年輕人精力豐富。能夠從精產生「精氣」，而能夠提高精的功能在於腎。

只要強化內分泌機能的活動，全身氣的循環、氣的功能就會順暢。腎、肝、心、肺、脾等五大機能能充分發揮功能時，也就是說五臟能夠好好發揮機能時，人才算是健康。其中腎特別重要。

接著爲各位敘述五大機能腎以外的肝、心、脾、肺等四種機能的提高方法。

在四種機能當中，心和肺的機能經脈通過手臂。因此充分活動手臂，能夠增強心肺機能。人在運動時必須要能提高新陳代謝，因爲會消耗掉龐大的能量。如果吸收新的東西，排出老舊東西的新陳代謝無法旺盛進行的話，則沒有辦法應付劇烈的運動。

但是，運動中像基本的「跑」的動作，人在做時會擺動手臂。因此產生了使心肺機能活性化的氣功法。人跑的時候爲什麼一定要擺動手臂呢？

這個答案西方醫學也沒有辦法提出來。但是只要去探查經脈，立刻就能找出答案了。

我們稍微學習一下關於心肺的機能。該怎麼做才能提高這兩種機能呢？首先，要了解這兩種機能與人類的新陳代謝有關。堪稱新陳代謝機能的二大支柱。也就是說，新陳代謝是由心所掌管的血液循環機能，以及肺所掌管的吸收氧、排出二氧化碳的呼吸機能這兩種機能爲支柱而支撐的。

所以，這兩者之間具有非常密切的關係。

心機能與肺機能互有影響。當心臟機能減退時，呼吸機能一定會減退。

簡單的說，因爲心肌梗塞或心律不整所引起的心跳次數混亂，循環機能減退時，呼吸淺促。因此，心肺機能具有共通的目的，互相發揮作用，相互產生深遠的影響。

〔基本調息法(1)〕

首先介紹提高肺機能的「基本調息法」。每天早上實踐十分鐘，就能使呼吸機能活性化。作法很簡單，雙腳打開如肩寬，輕輕落腰。舌抵上腭，閉口。支撐肺機能的肺經經脈與鼻相連。因此與其用口呼吸，還不如用鼻呼吸更能使經脈活性化，使肺功能能順暢的發揮機能。以物理觀點來考量，會發現好像用口呼吸能夠使得大量氣體進入肺內，但是使用鼻才能夠強健整個肺機能，因爲有經脈通過其中。因爲肺經會通過鼻，提高肺功能。

肺經也會通過手中。由於具有通過手的特徵，因此強化肺的「基本調息法」就是慢慢的大幅度擺盪手臂。吸氣時手臂好像從內側交叉似的往上抬，吸氣後吐氣的同時手臂慢慢放下。

這時最重要的就是意念要置於以「膻中」爲主的胸部。什麼樣的意念呢？就是溫暖的意念。也就是所謂的「火候法」。不斷想像這個位置非常的溫暖，讓以「膻中」爲主的胸部產生一種熱的感覺。這樣就能夠貯存熱空氣。這時想像胸膨脹。即使作法相同，但是意念卻會使得效果產生很大的差距。清楚的想像這兩點，用力吸氣慢慢的吐氣。

這是基本調息法最基本的方式。意念置於肺的穴道「膻中」，慢慢的進行。在進行時，胸中形成膨脹感以及溫暖的感覺。用鼻子呼吸。這是基本調息法的第一階段。

〔基本調息法(2)〕

基本調息法應用篇在第二階段。基本的構造與第一階段相同。胸產生發熱感、膨脹感，在收縮時覺得這些感覺都一起排出體外，呼吸時不是用鼻子吸氣、鼻子吐氣，應該想像好像是以手掌的勞宮穴爲主，將空氣吸入肺中。而在吐氣時想像肺中的空氣經由手排出體外。藉此使得有肺經通過的手直接受到刺激，能夠使得肺功能活性化。

也就是說，藉著意念的力量將氣息納入手中，藉著意念的力量從手吐出

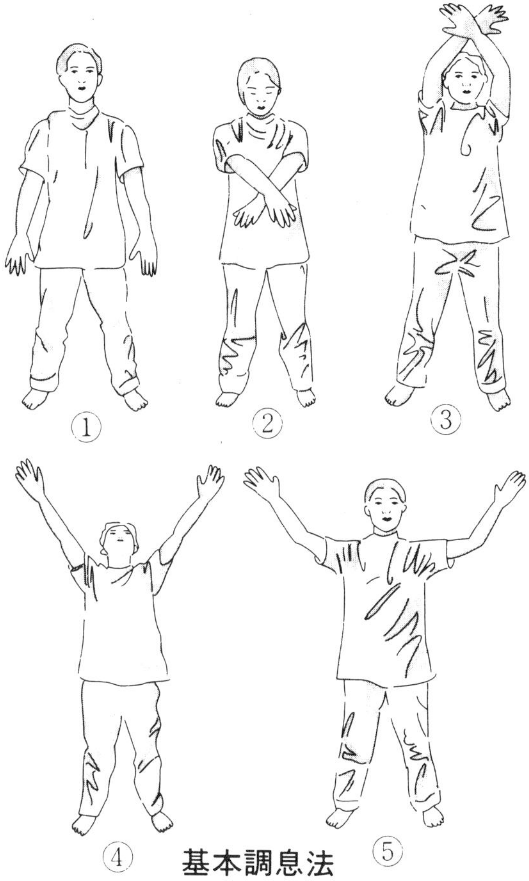

基本調息法

①雙腳張開與肩同寬，輕輕落腰。舌抵上腭。

②③ 吸氣時，手臂從內側交叉往上抬。

④⑤ 吸氣，一邊吐氣，一邊將手慢慢地放下來。

氣息。當然藉著意念的力量就能使氣流通到肺中，就能使肺經活性化。這是基本調息法的第二階段。

(1)與(2)一天進行十分鐘，各進行五分鐘。每天好好地實踐，就能使肺經脈活性化。呼吸時一定要用鼻子來進行。

〔安定精神要利用龜的呼吸〕

基本調息法是任何年齡的人都能實踐的方法。覺得血液循環較差的人，覺得血好像停滯的人，可以藉著這個調息法使血液循環順暢。有好的呼吸，就能使循環機能有好的發展。一定要記住這些身體的構造，其中「龜的呼吸」最重要。基本調息法要用非常緩慢的方式來進行呼吸，而且要徹底緩慢的呼吸，就能夠使得心跳次數穩定。

呼吸穩定，心跳次數就會穩定。中高年齡層較多人罹患的疾病是心肌梗塞，要加以抑制的話，根本的問題在於調整呼吸。所謂「心臟疾病可以利用龜的呼吸」。這種龜的呼吸最理想的就是一分鐘大約只呼吸一次。每天要在同一時間實行。反覆緩慢的呼吸，使得心臟跳動穩定。活用這個構造，藉著自然的道理就能使心跳次數穩定。

此外，還要記住暴飲暴食對循環機能而言會造成極大的負擔。從食物中吸收葡萄糖，供應全身的血液，因此心臟要不斷的作用。有時候完全不吃，有時候卻大吃大喝，這種不規律的飲食生活會造成心臟急速強制勞動的狀態，會酷使心臟。因此，規律正確的飲食很重要。

要隨時意識到最後的結果是由循環機能來負擔，因此，要過著規律正常的生活。

還有一點就是要注意激情傾向。不要突然發怒，或是突然變得很憂鬱，反覆這種精神狀態當然對心臟會造成極大的負擔與壓迫。即使不進行激烈運動，覺得很無聊、很痛苦也會對心臟造成負擔。因爲心肺是很容易受到精神影響，一定要隨時意識到這一點。不管吃多好的飲食，或是不進行劇烈的運動，但是精神不穩定的人也會對心臟造成負擔。這樣就會造成心跳加快的結果。必須要隨時考慮到心臟這種臟器的使用壽命來使用它。

要致力於精神的安定，何種最重要呢?就是呼吸。好好進行龜呼吸的人，心跳次數穩定，精神狀態穩定。人的精神與呼吸具有非常複雜關係。通常呼吸混亂，精神也不安定；精神混亂，呼吸也不穩定。所以為了使精神穩定，呼吸的調整很重要。

在焦躁時，經常聽人說「你趕快深呼吸」。這樣就能夠使情緒平靜下來，因此要注意呼吸。瞬間呼吸的狀態會使精神構造改變，血液循環改變。甚至對於心臟的負擔狀態都會造成變化。所以人體的確是互有關連的。

造成血液循環不良的原因之一就是高血壓，高血壓是什麼呢？就是動脈內的血壓上升。以道路而言就是塞車的狀況產生在體內的動脈內。為什麼會產生這種狀態呢？大致有以下兩個理由：

第一，就是脂肪、膽固醇。這些物質攝取太多，結果食物沒有辦法充分被體內吸收而流過血管中，因為沒有辦法被吸收而附著於血管內部內側或內壁，因而使得血管的寬度逐漸狹窄。

此外，還有一種就是所謂的「逆上」。也就是說血液集中在上方。人類血液很容易流到酷使的場所。通常隨著年齡的增長，經常使用頭腦、使用神經，或者是超過某個年齡之後，腎經衰退，因此足腰的氣減弱。氣至處則血至；足腰氣不足時，則流到足腰的血液減少，那麼到哪兒去了呢？由於酷使神經，因此血液會往上集中。下方缺乏血液，上方塞滿血液，這就是所謂的「逆上」現象。如此一來，就會出現頭昏眼花，或者是頭昏腦脹的現象。臉發燙，手腳冰冷。這也是引起高血壓的原因。

〔降血壓功能夠使血液循環順暢〕

為消除高血壓，必須使得血液順利流通到手腳的毛細血管中。促進血液循環的氣功法就是「降血壓功」。雙腳打開與肩同寬。伸直手指。腋下略微張開。舌抵上腭，感覺眼睛微微張開。這時將手臂往上擺盪，短時間內使大量空氣蓄積在肺中。當肺中充滿空氣以後，再將肺中的空氣慢慢吐出。

在吐氣時，不是隨便吐吐而已，手指朝向大地，好像放出空氣似的吐氣。用鼻子吸氣，用鼻子吐氣。

在吐氣時，和先前調息法所做的一樣，想像手指朝向大地放出空氣似的，慢慢的吐氣。意念集中在指尖，慢慢吐氣時，氣會對該處發揮作用，使得血液循環到達指尖。在手的血管中也有血液循環的狀態。

短時間內肺中吸滿空氣，而吸滿的空氣好像從腳底朝向大地慢慢的流失

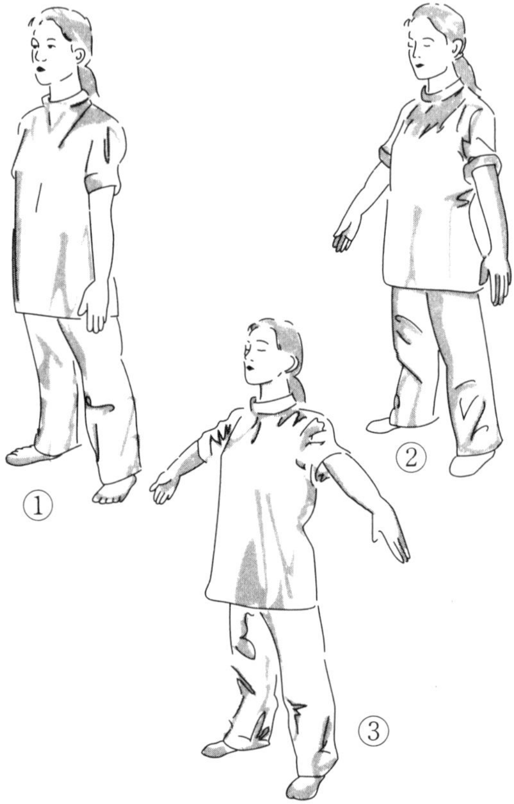

降血壓功

①雙腳張開與肩同寬，伸直手指。

②輕輕張開腋下。舌抵上腭。眼睛輕輕張開。手臂往上擺盪，短時間內讓大量的空氣蓄積在肺內。

③肺內充滿空氣之後，再將肺內的空氣慢慢吐出。

掉似的，以這樣的方式來吐氣。短時間內肺吸滿空氣，吸入的空氣想像從腳底朝向大地吐出，意念集中於腳底，很自然地氣就會流到腳。藉此使得腳底血液循環順暢。

實踐這個方法，短期間內就能使血壓下降。用雙手進行三分鐘，雙腳進行的話，也用三分鐘，好好進行，血壓就能瞬間下降。如果還覺得不夠的人，可以雙手、雙腳同時從四處吐氣，這個方法進行三分鐘。可以配合自己的體調和節奏來進行。

以上是使心肺機能活性化的秘訣。

〔氣感體驗法〕

已經學習過了透過基本調息法，提高肺經氣的方法，由於肺經通過手臂，因此實踐這個方法能夠提高手的氣感。人體內最能敏感的感覺到氣的就是手。很多的氣功家會從手發出氣，而一些氣的專家光是用手罩住患部，就能夠治好對方的患部。如果大家想要透過氣得到健康的話，那麼清楚的實踐感受到氣也很重要，爲各位說明即使初學者也能輕易經由手掌握氣感的方法。

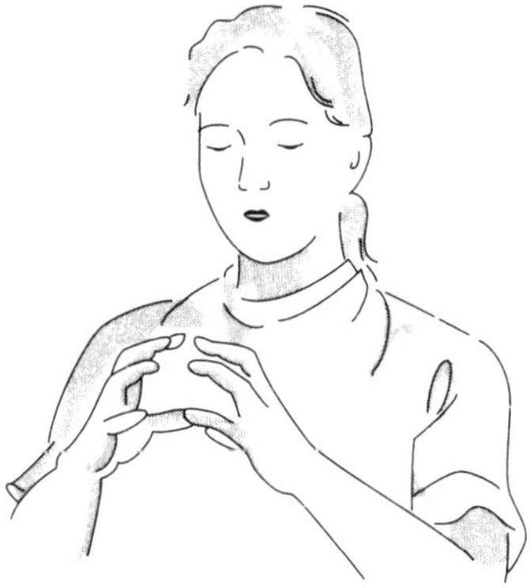

①

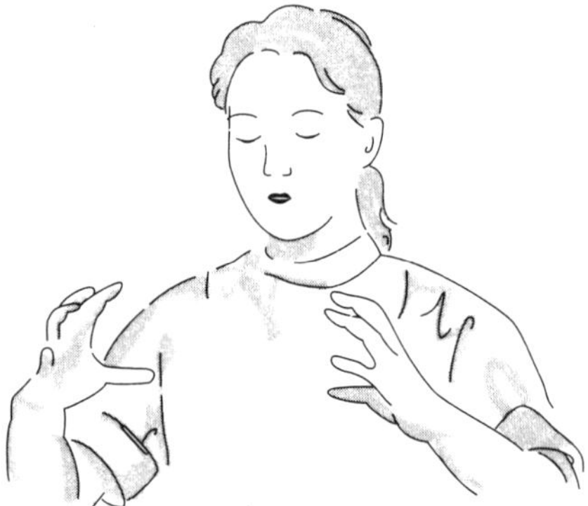

②

氣感體驗法

①想像雙手抱著一個大球，雙手相對。舌抵上腭，從鼻子吸氣，感覺好像用雙手手掌吐氣似的。

②盡量慢慢地吸入空氣，想像空氣從手掌注入雙手之間所形成的圓形空間。

坐姿、站姿都可以，雙手好像包住大球似的，雙手相對。放鬆肩膀的力量，舌抵上腭，從鼻子吸氣，好像用雙手手掌吐氣似的，儘可能慢慢的將些微的空氣從手掌注入由雙手所形成的圓形空間。這個想像持續三分鐘，漸漸的，你就會覺得雙手手掌指尖發麻，或者是有溫暖的感覺。

還想進一步體會氣感的人，可以在吸氣時將手掌靠近，吐氣時將手掌遠離。這時，好像用意念藉著雙手吸氣，從雙手吐氣。在吸氣時手掌吸收能量，因此，雙手間的空間氣能量會縮小，而在吐氣時從雙手發出氣，因而氣的能量球就會變大。

〔美顏法〕

氣不足，身體的機能減退，會加速老化。因此只要補足氣，身體的機能再生，就能恢復年輕。人的壽命根據計算應該是一百二十年。大部分的人因爲氣不足而導致肌膚的老化。

透過氣感體驗法提高手的氣感，將手輕輕的貼在臉上。想像好像是從手朝著臉吸氣似的，用力吸氣三次，然後手離開臉，慢慢的吐氣。

食指、中指、無名指三指從鼻的兩側通過額頭，在吸氣的同時按摩整個臉。吐氣時手指拿開。而在臉的正中央附近，同樣地用三根手指朝側面按摩，同時吸氣，吐氣時手指拿開。單手各進行三次。接著同樣使用三根手指，雙手在吸氣時按摩太陽穴的部分，吐氣時手指拿開。進行三次。

其次同樣地進行眉毛和眼睛之間的部分按摩。而眼下也進行同樣的按摩。接著從臉頰朝向下顎大幅度按摩。同時從鼻的兩側到眉線也同樣地進行按摩。在鼻的兩側有迎香穴，這是維持鼻機能的重要穴道，這個按摩能刺激這個穴道而消除鼻塞的現象，也具有止鼻水的效果。

接著爲各位介紹另一種按摩。

首先豎立右手的食指，食指的第二個關節擺在鼻與口唇之間。吸氣時手朝側面移動，按摩三次，吐氣時手指離開。這好像小孩成功的惡作劇後，很得意的做出抹抹鼻下的動作一樣。

右手結束之後用左手。在鼻與口唇之間有人中穴，對於嗅覺機能與顏面神經中樞具有極大的影響力。這個按摩對於流鼻水以及鼻塞有效，同時也能轉換心情。

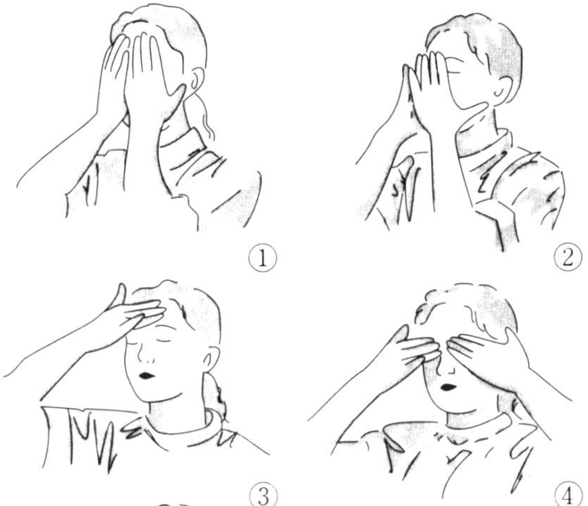

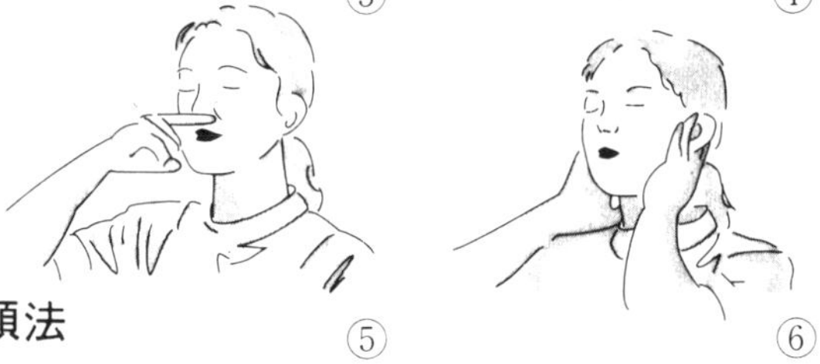

美顏法

①提高手的氣感，手輕貼於臉上。

②想像手朝臉部吸氣，用力吸氣３次。

③在吸氣時按摩太陽穴的部分，吐氣時手指離開。

④以同樣的方式按摩眉毛和眼睛之間。

⑤豎立右手食指，食指第二關節置於鼻子和口唇之間，在吸氣的同時，手朝向側面移動，按摩3次，吐氣時手指離開。

⑥雙手的食指和中指併攏，無名指和小指併攏，中指和無名指之間用力張開，伸直手指。用雙手中指與無名指夾住耳朵。一邊吸氣，一邊按摩，吐氣時手指離開。

其次，雙手的食指貼中指，無名指貼小指，中指和無名指之間張開較大的距離，伸直手指。用雙手的中指和食指間夾住耳朵。吸氣同時按摩，吐氣放開手指。反覆進行三次。接下來手掌貼於這個位置，好像從手吸氣似的吸氣，吐氣時手朝向下顎的方向落下，進行三次。耳下具有調整免疫機能的穴道，因此，這是對於花粉症等有效的按摩。

透過氣感體驗法將手上提高的氣加諸在顏面的皮膚上，具有勝於任何基礎化妝品的美肌效果。基礎化妝品最大吸收限度也僅止於五％而已。氣不只對於表皮組織，甚至對於眞皮部分及皮下組織都能發揮作用，提高各機能，大約兩週，每天早上進行，你就會發現效果驚人。

在洗臉時最好不要使用一般的自來水。

9 脾的活性化

要提高脾的功能該怎麼做才好呢?會造成最大的影響就是「唾液的效能」。脾這種消化機能活性化的重要要素就要唾液。因爲能夠順暢分泌唾液的人，胃腸強健，不能夠充分分泌唾液的人，胃腸不佳。

〔脾的功能與唾液的關係〕

使消化機能活性化的經脈稱爲「脾經」。「脾經」與口相連。唾液是口分泌出來的分泌物。簡單的說，口中分泌物唾液含量豐富的話，當然就會影響脾經使其活性化，使得胃腸的分泌旺盛。一旦均衡的提高胃腸分泌時，就能使胃腸運動活性化。

胃和口是以同樣的經脈相連。因此，如果唾液的分泌旺盛，則胃液的分泌活性化，胃液的ＰＨ值濃度提高，能夠使得消化吸收等所有的生理機能活性化。

胃液的種類有三種。

第一種就是具有溶解食物功能的分泌液。

第二種就是增強消化、分解酵素功能的分泌液。

第三種就是保護胃壁，防止自體消化的分泌液。

這三種以一定的比例分泌是最理想的狀態。但是因爲壓力使得第一種胃液分泌過多，會使胃液的平衡失調，胃壁容易糜爛，會引起發炎症狀，損害消化機能。爲了調整胃液的分泌，重點在於唾液到底是何種狀態，分泌量到底是多少。

舌字旁邊有三點水就是「活」字。也就是說舌周圍擁有很多的水是很有元氣的狀態。那麼在舌的周圍有什麼呢?就是唾液。大量分泌唾液能夠使得食物中所含的營養吸收率提升。

人類是經由食物補給能量。食物的能量及營養的吸收需要觸媒的物質。那就是唾液。藉著唾液與食物的混合，就容易使食物中的能量吸收到體內。

所以一定要好好的掌握這個基本原理。

因此，吃東西要充分咀嚼，品嚐味道，這樣就能使食物中的能量進入體內。如果覺得很難吃，也不會勉強咀嚼就直接吞下去，當然無法成爲營養。美味的食物對人類而言才是一種營養。就像車子一樣，汽車要藉著汽油才能夠開動。但事實上，汽油要成爲汽車的動力源需要協助者。

也就是說，空氣和汽油混合燃燒，汽車才能夠奔馳。即使有汽油還是需要能使其燃燒的空氣。

食物與唾液混合時，食物中的「後天之氣」（與存在於人體內的先天之氣不同，是存在於人體外在自然界的氣，稱爲後天之氣）才會出現。氣對於擁有積極態度及生活態度的人，才能充分發揮功能。因此，即使是後天之氣的食物也必須要覺得吃起來很美味。一定要以感謝之心來吃食物，對於這些生活上的知識一定要好好的把握。

那麼該怎麼做才好呢？首先就是充分咀嚼。還有就是要慢慢的咀嚼，至少要遵守這兩項原則。愈咀嚼愈能使食物和唾液混合，提升營養吸收率。產生很多的氣，因此充分咀嚼來吃，即使不必吃很多的食物也會覺得很飽。這是因爲能夠充分吸收食物中的能量罷了。

此外，在做菜時用菜刀切菜和肉，用火煮熟，在吃之前就覺得已經很飽了。那是因爲用菜刀切，用水煮，用水洗等作業中都吸收了氣。

慢慢的充分咀嚼食物的方法，也算是一種氣功法。能夠辦到這一點，就能將食物內的能量充分吸收到體內，所以很容易就覺得飽了。當然就能減輕胃腸的負擔，充分吸收營養，胃不容易疲勞。而胃腸當然能夠好好的發揮機能，因此，胃腸功能關鍵在於唾液，一定要多分泌一些唾液。

分泌唾液的智慧，就是我們非常熟悉的方法。就是舌頭經常抵住上腭。這樣就能夠刺激唾液腺而使唾液旺盛分泌。所以要經常舌抵上腭。只要好好做到這最低限度的動作，就能夠提高胃腸的機能。在生活中，如果不知道應該進行的基本態度，就沒有辦法恢復自己身體的機能了。

10 肝的活性化

肝的功能也就是身體的免疫力。爲了加以提升，必須要打開能夠提高人體內免疫機能的經脈肝經。肝經與眼相連，因此，肝經氣不足時眼睛不好且容易疲倦。

今天沒做什麼大工作，爲什麼眼睛很疲倦呢？或者是有偏頭痛毛病的人，表示肝經較弱。有偏頭痛的人，特別需要讓氣通過肝經。

此外，如果肝經氣不足，神經沒有辦法充分休息，會形成一直使用神經的狀態。如果氣循環到肝經，就能使神經機能好好的休息，使神經機能穩定。神經機能與免疫反應有直接關係，因此，情緒高昂的人，神經太過敏感的人，晚上睡不著的根本原因是肝經氣不足。

〔噓肝功〕

提高肝經氣的方法就是「噓肝功」。在中國有「六字氣訣」氣功法。也就是說，人體具有六種機能，藉著一些發音進行呼吸，就能提高這些機能的氣功法。六種是除了五臟之外，還加上了「心包」。

「心包」能使血液循環活性化，所以是與全身血液循環有關的腑。在心臟的外廓，其機能是控制全身的血液循環。相當於現在的神經功能。包括腑在內總稱爲六臟。

古代的中國人不斷地研究、開發到底應該發出何種聲音才能提高何種機能。像肝就要發先前所說的「噓」的音。在反覆發這個音時，就能夠增強肝的作用，也就是免疫的作用。當吐出「噓」的音時，於由肝經脈通達眼睛，因此氣也能夠順暢的進入眼睛。

在吸空氣、吐氣時，心中默唸「空氣從眼睛排出」。儘可能張大眼睛，感覺空氣從眼睛飛出去似的，慢慢吐出「噓」的音。眼睛用力，好像從眼睛吐出空氣似的唸「噓」，這樣就能夠使得氣在肝經脈循環。

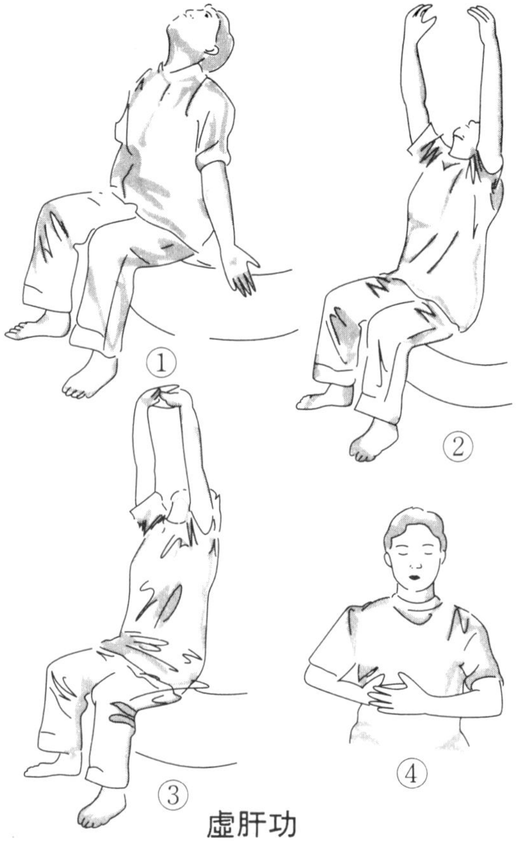

虛肝功

①放鬆身體的力量，手朝外側下垂。

②吸氣的同時雙手上抬，當肺內充滿空氣時停止。

③手掌朝下交疊。停止呼吸，這時手掌朝向天花板翻轉，挺直身體。想像從眼睛「虛」地吐出氣。

④吐氣之後閉上眼睛，手慢慢放下來。舌抵上腭，雙手靠在右側腹，緩慢地進行3～4次的深呼吸。

作法是要坐在椅子上進行。放鬆身體的力量，手朝外側下垂。「虛肝功」就是從這個姿勢開始的。感覺腳稍微張開，背脊挺直，一邊吸氣、一邊雙手往上抬，在肺中充滿空氣時停止。手掌以朝下的狀態交疊。然後停止呼吸。一邊停止呼吸，同時手掌朝天花板反轉，身體挺直。心中默唸從眼睛吐出氣，同時吐出「虛」的音。這時意念一定要朝向天花板。

吐氣之後閉上眼睛，手慢慢的放下。舌抵上腭，雙手置於右側腹，慢慢的反覆進行三～四次的深呼吸。

這個「虛肝功」一天進行十二次。進行十二次就能產生效果。會出現噯氣、流淚、打呵欠、想睡覺。普通人只要做六次就覺得想睡了。肝臟疲累的人進行「虛肝功」，肝臟可能產生拉扯感或是疼痛感。這是氣通過的反應。證明在不知不覺當中酷使神經而損害肝臟。

肝臟忍耐力極強，但是卻很容易疲累。所以一定要在肝臟疲累之前送入氣這個援軍，也就是營養、力量的泉源，提高免疫力。

11 人體內的法則與構造

〔體內能量的功能〕

到目前爲止，爲各位叙述該怎麼做，自己才能得到健康。相信各位已經了解到在人體內，事實上已往一直沈睡的能量具有很多功能。這個能量就是氣。氣對我們而言可以說是治癒各種疾病的萬能妙藥。

在中國古代秦朝時，秦始皇一直尋找能夠治療各種疾病的藥物，長生不老的藥物。但是，事實上這個藥物就在我們自己的體內。很多的氣功家爲了創造眞正的健康，不斷地探索應該要怎麼做，才能短期間內提高這種能量。這就是我所介紹的小周天健康法。小周天是縱貫身體中央所有經脈的集中處，就是生命能量的寶庫。打開小周天時，能夠使體內的生命力達到最大水準。對健康而言，最大的理想就是五臟的活性化。五臟就是指「腎、肝、心、脾、肺」五種機能。

「腎」是身體的內分泌機能，是製造各種分泌液的機能。「肝」是身體的免疫機能。「心」是循環機能，也就是血液循環。血液循環能夠供給全身細胞營養。而「脾」是營養補給機能、能夠蓄積能量的機能。「肺」則是呼吸機能，吸收維持生命所需要的氧，吐出二氧化碳。這五種機能全都發揮作用，才是健康的條件。

腎的活性化需要「提肛」「丹田呼吸」以及「小動物的姿勢」。貯存精力，身體才能夠朝氣蓬勃。

有腰痛毛病，身體容易發冷的人，表示身體的內分泌機能較弱。氣能順暢循環於肝的經脈，能夠使得神經功能穩定。

肝的活性化需要「虛肝功」。當氣能順暢循環於肝的經脈時，就能使神經功能穩定。

在日常生活當中，容易神經質的人，需要讓氣流通到肝的經脈，取得必要的休息，致力於身心平衡的調整。所以一定要進行「虛肝功」。

此外，肌膚骯髒的人，容易長腫疱的人，只要氣通過腎經就能夠治好。心的活性化需要「降血壓功」與「龜的呼吸」。脾的活性化必須重視「唾液的效能」。而肺的活性化則需要「基本調息法(1)」與「基本調息法(2)」。

〔五臟的關連性〕

在此敘述一下「腎」、「肝」、「心」、「脾」、「肺」五種機能的相關性。五種機能不能夠各自獨立發揮機能。由於要創造人類這一個健康體，因此，需要各種機能密切結合，互相影響。這一點各位一定要了解。

現在的西方醫學觀念認爲胃不好的人直接切除胃。認爲這樣就可以解決問題了。但是，如果生命本身不強的話，這並不是根本的解決之道。人類的身體具有非常密切的相關性，具有密切的影響，並不是說只要處理某個部位就可以了。

如果能提高腎這種身體的內分泌機能，就能夠強健精力，貯存精氣，使精神穩定，恢復神經機能，提高免疫機能。

舉個簡單的例子，神經容易興奮的人有容易得過敏症候群或感冒的傾向。所以在進行「虛肝功」的同時提高腎功能也很重要。這樣就更能強化肝功能了。

而一旦肝功能強化之後，神經的功能穩定。當然循環機能也能穩定。利用自律神經進行循環機能的心臟能夠穩定的跳動。當自律神經亢奮時，成爲喞筒的心臟跳動當然會加快。心臟不是說跳得愈快愈好，一定要規律、正確的跳動。

神經緊張時血管變細。因此，神經處於不穩定狀態下血液循環不良。血液循環不良會造成何種情形呢?需要有大量血液流入的場所的功能非常弱。舉個例子就是舌。舌會硬，沒有辦法好好的說話。

此外，對於胃腸也會造成影響，尤其酷使神經的人，胃有毛病，胃腸容易有黑血積存，在中國認爲這是「惡血」。

爲了提高胃腸機能，循環機能活性化是絕對必要的條件。而當消化機能、胃腸機能增強時，肺的力量也能增強。

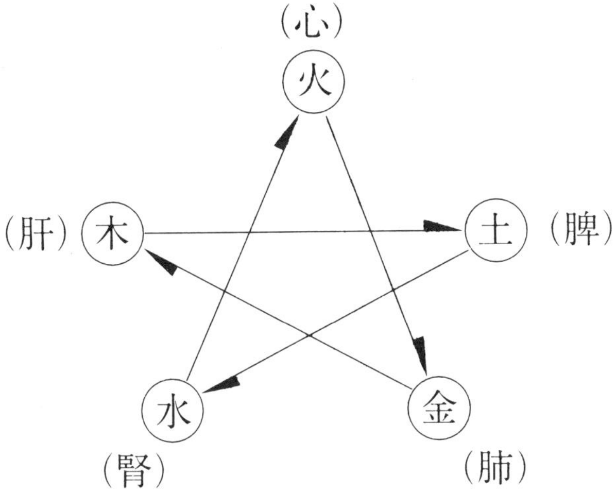

五行相剋

〔吸收後天之氣的機能〕

也許各位會覺得很驚訝，圖所示的五臟相關性身體全都知道。也就是吸收後天之氣的機能。在食物中和水中、空氣中的氣與存在於人體內的先天之氣不同，稱爲後天之氣。

登山家經常會隨身帶著巧克力。因爲巧克力這種食物有很多的熱量。稍微吃一點，肚子就覺得發脹。也就是說，食物中含有某種的能量。一旦能量豐富時，吃了之後就不會產生空腹感。

但是，透過胃腸吸收的後天之氣流到哪裡去了呢？流到肺。因此，胃腸機能好的人，肺也強健。胃腸無法好好發揮機能的人，肺弱。

以前在國內有很多的肺病患者。在細菌世界中，一些罹患結核的人可能會衆叛親離，陷入貧困狀態中。病情嚴重時根本沒有辦法吃東西。在這種狀況下，流入胃腸的能量就會減弱。

吃東西以後身體會發熱。通常在肺的周圍會發熱，以胸爲主會發汗。吃完熱的食物當然是會覺得發熱，即使不是熱的食物，例如像壽司等不熱的食物，吃了之後也會發熱或流汗。

目前醫學無法了解其原因，不過，可能是由肺吸收的氣流到腎所致。因此肺中充滿氣，就能使腎功能活性化。

體質上腎較弱的人首先要藉著「調息法」提高肺的機能，然後再進行「丹田呼吸」或「提肛」，這樣就更有效了。首先一定要了解這種相關性。

此外，還具有以下的相關性。當腎功能減弱時，一定會引起循環機能障礙。這種機能減退時也會影響到其他的機能。尤其腎氣減弱時精氣會不足，往上發展的逆上現象更爲強烈，血液容易集中在上方。這也是更年期容易出現的症狀。

神經出現問題時，會產生執著感，變得焦躁。這時就容易損害胃腸。一旦胃腸減弱時，能量製造工廠腎功能也會減弱。也就是說，當一個不好時可能全部都不好。先前敘述過肝臟的功能與眼睛有關。所以酷使神經的人，眼睛容易不好。這是因爲經脈氣不足所致。

人類的身體由肉眼看不到的經脈相連。腎在經脈上與耳相連，因此，當內分泌機能、生殖機能減退時，也會引起重聽。肺機能減退時，容易流鼻水、鼻塞，這是因爲肺經通過鼻的緣故。以胃腸而言就要注意到口。提到心臟就是想到舌。

事實上，人類重要的五臟的內臟機能，以及稱爲五感的情報交流機能都是由經脈相連的。一旦機能減弱的人，可能全部的機能都減弱。

所以需要能夠同時提高掌管所有機能的全身經脈方法，那就是小周天。腎經、肝經、心經、脾經所有的經脈都和小周天相連。

五臟之一的功法「丹田呼吸法」「提肛」「小動物姿勢」「虛肝功」「龜的呼吸」「降血壓功」「唾液的效能」「基本調息法(1)(2)」一定要好好的實踐，同時更重要的，就是小周天的實踐。

12 精、氣、神的三關係法則

〔人體內的三寶〕

中國人認爲人體裡面有三寶，就是「人體內三寶」。這就是三種能量，提高這三種能量就能使人類眞正達到理想的狀態。那到底是什麼呢？就是「精、氣、神」。一定要好好的提高這三種能量。「氣」是成爲人類生命活動根本的能量。而「精」則是身體的活力源。是足腰的力量或者是跑跳的力量。也是生殖能力或生體的肉體行動能力的母體。

「氣」有所謂的後天之氣，先前已經叙述過了，後天之氣是一切物質所擁有的能量。在房間裡面有氣，在宇宙、在山上、在河川都有氣。所有的一切都有氣。

但是「精」卻是只有人類才有的。當然動物也有精，而這個「精」是生命體獨自的精。我也有我的精。而這個精是所有肉體活動的泉源。因此和氣相比較，是似是而非的能量。

還有一種就是「神」。就是心靈的能量。聽到同樣的事情，有的人會有肯定的反應，有的人則有否定的反應。

也就是說，對於事物的感受，心靈的力量因人而異。這是因爲每一個人的心各有不同的力量。我們稱爲「神」。

這三種能量具有密切的關係。雖然各具有獨特的能量，但是三者之間卻有互相影響的密切關係。先前有提過「精足則氣盛」。精在體內貯存愈豐富，也就是說腎所製造的精愈強的話，則氣愈強。

〔密度較濃的氣是由體內製造出來的〕

氣存在於各種場所。尤其是密度較濃的氣會從體內製造出來。產生氣的性質存在於精內，當精弱時，全身的氣功能減弱。有句話說「積精」，意思就是說充分蓄積精，就能使體內產生更多的氣。

氣不足是疾病的原因。在中國罹患重病，即使是夫妻也必須要減少性生活。希望藉此能夠提高疾病的抵抗力，以及使生理機能順暢的力量。

因此，「精神」這個字眼，應該是說不管是誰只要使自己的想法更積極，就能夠增強心的力量，提高精力。中國古典『黃帝內經』中，也說「集精成腦髓」。也就是說當腎功能旺盛增強精力時，就能產生大量的腦力。

所以不光是鍛鍊頭腦就好了，要鍛鍊精，鍛鍊腎的功能才行。如果要使頭腦聰明的話，打開「玉枕」或「百會」經穴是很重要的，但是同時打開下半身的「丹田」「下腹部」「尾閭」「命門」等穴道也很重要。只有累積更多的精，才能夠產生積極的心、強大的力量。

「精」不論年齡，不管是誰都應該提高它的能量。強精就能強神。相反地，神也能鍛鍊、提高心。

此外，還有「練氣」的說法。在磨練氣時就能夠強精。爲了提高腎功能而使氣循環，則腎所產生的精也會豐富。因而有「練氣化神」的說法。

反覆練功而提高體內的氣，就能夠增強心的力量。藉此就能開發、提高心的力量。

13 在自然中的秩序與調和

〔對任何事物都抱持肯定的態度〕

存在世界中的一切都有秩序。反過來說整個自然界都是按照一種法則建立起來的。古人叫這個法則爲「道」。

因此，人之道是指人應有的調和與秩序。當秩序和調和瓦解時會變成何種情形呢？

想要恢復原狀，因此，就會朝著一個自然的理想姿態調整事物。

人類的皮膚，原本正向相連是理想的狀態。跟某個部分切斷時就不能達到理想的狀態，這時爲了恢復原先相連的理想狀態。自然治癒力就會發揮作用。即使不用繃帶包紮，人的皮膚也會自然相連。即使不必打石膏，人的骨骼也會自然接續起來。

放任不管，人的神經也能夠復原，只要有一定的休息期間就可以了。即使放任不管也不會毀壞，反而能夠痊癒。這就是身體的法則。

人體原本應該是一個健康體，隨著氣的提高，增強自然治癒力，得到健康。包括人體在內，自然中的一切都有秩序和調和。

那麼該如何活著才能夠按照這個自然的秩序與調和生存呢？就是對任何事物都要抱持肯定的態度。這樣就能夠與自然界的法則互通。自然的法則與波長相吻合。積極的人，甚至原本體弱多病的體質也能夠變成強健的體質。

那麼要以何種心情來生存呢？

人在活著的時候會體驗到各種的事物。對於體驗到的事物要以積極的想法來看待，當然要有積極的想法或消極的想法，全由你自己來選擇。可是，如果能走向肯定的方向，就能夠有更多的氣通過體內。因此，希望朝著好的方向前進的生活態度是不可或缺的。

唯有抱持更積極的態度才能使更深更大的力量在體內循環，開發此種能力。而這個態度能夠與自然的法則密切融和。我們經常聽人說「充滿幹勁、做事堂堂正正的人，什麼事都能夠順利進行」。也就是說如果擁有積極的想法，自然的能量就容易與你互通。

〔回到根本狀態〕

有一句話說「練神還虛」。這是什麼意思呢?就是心的練達。透過心的練達最後就能夠還於虛。虛並不是完全沒有的狀態，而是「無」的狀態。更簡單地說，就是回歸根本的狀態。

根本的狀態就能夠使一切都達到秩序與調和的水準。因此，不論在印度、在中國都認爲只要提高心靈，達到領悟的境界，就能夠得到宇宙的眞理。而佛敎也說自己有宇宙，宇宙會成爲自己。雖然說法不同，但是不管哪一種宗敎，都有這樣的觀念。

爲了完成小周天，有兩點很重要的事項。首先就是提高氣、打開穴道。但是光這樣還不夠，因爲如果不練神也沒有辦法巧妙的提高氣。對事物老是抱持否定的態度，欠缺眞正的力量，因此需要練神的過程，需要磨練心靈的過程。對目前自己所處的立場一定要抱持肯定的態度去看待，對於社會、家庭各種狀況都要盡力而爲。學生有學生之道，在公司工作或者是經營公司的人也有社會人之道。

夫妻有夫妻之道，人有人道。依循道而努力，就能夠使強大的氣通過體內。氣存在於各處，爲了提高氣，不必躲在哪兒練習。爲了磨練心靈，不見得一定要跑到山上去修行。就算跑到山上去修行，也可能只是瞬間的領悟而已。從山上回來再過普通生活之後，又恢復到同樣的狀態了。

既然身處於社會中，該怎麼做才是最重要的問題，在社會中如何鍛鍊心靈才是最主要的問題。光是只在某一個地方擺出好臉色，任何人都辦得到。

政治家經常在選舉前演說時，會開出各種的支票，當選之後可能全都變成空頭支票了，所以，在某個場所或某個空間扮演好人，這是誰都會做的事情。但是最基本的，就是在這種場合或者是在人生、在生活上，都能夠得到更好的狀態，這才是眞正的練達。要守分，該做的事情就要去做，這不需要什麼勇氣。這樣去做的話，事實上非常簡單。

如果是生存在異常世界，不負責任的確是一件輕鬆的事情。但是大家活在這個世界上，在各人的社會中，處於各種不同的立場，在走自己的路，因而在走這個路的時候，要活得像人的時候就必須要使氣通，要磨練心靈。在完成小周天的同時，也需要精神修養階段以及練功階段二者。

〔提高心力、神的能量〕

有句話說「意念至則氣至」，人的心態會對氣造成決定性的影響。精會隨著年齡的增長而衰退，這是不變的法則。動物也是如此，因此，動物也有精，也有氣。但是只有人類才有的就是神。

這可以說是人類才有的第三要素。

只有人類才有可能提高心力、神的力量。因此我們被稱爲「靈長類」。只有人類有這個可能性，不要忘記了這一方面的努力。

氣原本就存在於所有的生命體中，而且是一種力量。是一種能隨心所欲發揮機能的力量。所以一定要遵照法則來使用。每個人在自己的立場，在各人的社會及家庭中好好的活著，提高氣吧！

所有的一切都因各人如何過活而改變，心中一定要經常想到這一點而活著。要按照法則活著，要以更積極的態度活著。所以自甘墮落的生活是脫離法則的行爲，當然氣也不能循環，因此一定要遵循法則活著。

體驗談

小周天健康法的效果

提高自然治癒力、身心健全的每一天

翻譯業　岩井浩一（62歲）

「好燙喔，好像快燙傷了」，用充滿氣的右手抵住背部時，那個人這麼叫著。可能是因爲持續暑熱的日子吧！食慾不振的人僅僅用手抵住五分鐘，這個人額頭上立刻冒汗。

不久之後，很高興的說：「啊！胃輕鬆多了」。

數年前我動過大腸和肝臟的大手術。雖然是長時間手術，但是手術經過順利，半個月後出院，在自宅療養一個月，後來又回到社會上工作，但是在手術後一直無法恢復食慾，爲了維持體力才勉強坐在桌前吃東西。

暑熱的日子，傍晚下班回家以後，好不容易吃完了晚餐，過了不久突然覺得噁心。一直吐到胃空了爲止，原先動手術的部分產生劇痛，冒油汗。

女兒趕緊叫車送我到附近的醫院去，打點滴做緊急處理，後來持續休養了一陣子。

不久之後知道了小周天。參加講習會四天，接受理論和實行。一些參加者，有的人第一天立刻出現效果，有幾個人身體劇烈朝左右上下擺動。而我經過二、三天卻沒有什麼變化，當然感覺非常焦急，可是現在半夜不會起來上廁所了。我想可能實際的效果已經漸漸開始的發揮作用了吧！不過在講習期間內，身體沒有辦法活動。

經過二、三天，有一天晚上我盤腿坐在床上進行小周天。這時候覺得全身又驚又喜，因爲意念移到尾閭（尾骶骨）後不久，從腰部以上，前後開始劇烈的擺盪，隨著意念移行點會前後左右劇烈的擺盪。

「任脈」與「督脈」相連。後來我就以正確的姿勢每天練一次小周天功。大約半年內，每次練習身體都會劇烈搖晃。

氣的能量能治療體內的疾病部分。食慾、體力逐漸增強，血色良好，周圍的人都很驚訝。現在身體就不會搖晃了，但是當意念集中在經絡的主要穴道時，一種愉快的躍動會從體內傳出來。

身體和腳部都覺得非常輕鬆。每天都快樂的去游泳。即使接受定期檢診也無異常，不需要服用藥物。

利用小周天健康法提高自然治癒力，每天都過著身心健全的日子，令我感到很高興，但是只有擁有這種體驗的人，才能了解其中的喜悅。

我參加過小周天功法以及五行歸一、大周天功法、龍遊功等的課程講習，而最近只要花幾分鐘就能夠補足氣的力量。透過手將氣傳達到他人體內時，就能緩和疼痛。

以快樂輕鬆的心情練氣功，打從心底相信這樣就能夠強化氣的力量，同時提高自然治癒力。

實踐之後克服了長年的膝痛

東京家政學院大學顧問　荒木五六（88歲）

我的膝不好，特別是沒有辦法下樓梯。可是也沒有辦法發現好的治療法，感到非常的困擾，從報紙上看到專欄介紹氣功，因此，我想嘗試氣功，開始學習小周天健康法。

開始時根本不明原因，上課時也聽得模模糊糊的，但是拚命的實踐小周天。結果身體好像海藻一樣開始晃動，大量流汗。實踐三十分鐘之後，有一種難以言喻的爽快感。當天回家的路上，以往是勉強下樓梯的狀態，卻能夠與普通人一樣順利的下樓梯了。

這一週結束時，膝痛完全痊癒，我很高興的說：「完全治好啦！」到了下一週，立刻又開始打高爾夫球。一週一次以上，一個月平均五次享受打高爾夫球的樂趣。但是這麼做會對身體造成極大的負擔。

這個狀態持續半年後，有一天在打高爾夫球的中途，突然腳異常，當天並沒有打完就回家了，可能是因爲太過於勉強，因此膝異常。而當時我也忘記自己曾練過氣功。

找醫師診治，到東京醫科齒科大學附屬醫院照X光，醫師診斷是「背骨管狹窄症」，還說：「只要動手術也許就能治好，但是以你的年齡來說比較困難。可能會惡化，如果耐心的接受針灸或者溫泉治療等，可能能治好。儘可能辭去工作……。」我心情非常鬱悶的看著醫師給我的藥，覺得束手無策。

按照醫師的吩咐先進行溫泉治療，到著名的溫泉治療醫院去。聽說以前相撲選手受傷時曾在此治好過傷，這是聚集了優秀名醫的治療院。

以各種電療爲主，還進行二十五種腰椎體操，住在院中治療了二個月。症狀好到某種程度，但是如果不用枴杖的話走不到一百公尺。

患者中我的年紀最大，治療院的醫師鼓勵我說：「啊！既然已經是這把年紀了，應該要多花點時間。」

當泡溫泉冒汗時，我突然想到「汗……？咦！練氣功大量流汗，膝輕鬆不少啊！」我突然想起了小周天。於是趕緊找出會員證，打電話到辦事處去。

「最初只練了一次症狀就好轉了，結果拼命打高爾夫球，症狀更爲嚴重了」，這時職員（女性）鼓勵我說：「荒木先生，你怎麼這麼做呢！你只要好好練習就能夠使得症狀好轉啊！」

於是我鼓起勇氣趕緊到講習會場去。

這一次好好的聽柳橋先生的課，以萬全的姿勢開始實踐。隨著老師的聲音傳送意念時，最初同樣出現身體晃動的現象，而且像以前一樣大量流汗。收功以後，汗把襯衫都打濕了，而我能感覺到「這是最棒的！」

來的時候拄著枴杖，回去的時候卻不需要拄著枴杖，很有元氣的走回去。在接下來的日子裡，當然也不需要枴杖就能夠順利的走路了。

在這一年秋天也參加了柳橋先生所舉辦的夏威夷團。在解放的夏威夷快樂氣氛當中，和老師一起進行小周天，非常的棒。和在飯店裡住同一間房間的年輕男子相處得很好，氣功團每天都一起練習小周天。

前些日子在大學劍道部擔任助教的孫子跟腱疼痛，醫師說：「再這樣下去，動手術是否能治好？我都不敢保證了」，於是要他立刻去練小周天。四天內完全痊癒，不需要動手術了。當時勉勉強強去的孫子，現在每次去會場都非常快樂。他當然也繼續在劍道部練習，還經常參加比賽呢！

最初我沒有好好聽課，但是現在認眞聽課之後覺得意念力也增強了，而且覺得穴道非常的熱。

之後還要持續練小周天，希望工作、打高爾夫球、健康，所有的一切都能夠令我滿意。

成爲人生轉機的小周天健康法

公司職員　嶋田光洋（35歲）

我在兩週前遇到小周天健康法。以前曾經住院以及到大學醫院檢查結果，醫師的診斷是罹患了特定疾病脊髓小腦變性症，因此，我對自己的人生已經是抱持半放棄的心態了。

後來在報紙的廣告欄上發現「小周天健康法」。不過可能因爲以往我的工作是與醫療機器以及腦外科有關的工作，所以我不太相信這種方法。只是抱持著學一天經驗的心情而入學。

當時誰也沒料到竟然成爲我日後人生的轉機。最初，我覺得小周天就好像太極拳一樣。但是上課之後，進行自己也能夠同意的體驗實習，我想這個東西對我也許有好處，於是就入會。入會以後，集中精神聽老師上課所說的所有內容。

結果在第二週練習時，覺得頭頂好像有水滴滴落的感覺，我實際感受到小周天打通了。

希望能夠儘快治好疾病，希望克服疾病。首先相信氣的力量是很重要的。因爲相信的心能夠使氣集中。

不管是誰，只要相信自然治癒力，任何疾病都能夠痊癒。我的雙腳冰冷，但現在卻非常的熱。我實際感受到身體改變了。

將上一次拍的ＭＲＩ和這一次拍的ＭＲＩ的圖片相比較時，連醫院的醫師都感到很驚訝。

我相信疾病一定能夠治好。現在抱持著「盡人事聽天命」的心境。

參加一個月的講習脫離病弱體質

主婦　大野和榮（64歲）

我罹患腎臟疾病，一個月大約有二～三次會發四十度左右的高燒而臥病在床。此外還有腦梗塞的後遺症，由於骨質疏鬆症的緣故，骨骼脆弱，手腳無法用力。使用塞劑進行復健，所有的方法都用過了，卻無法產生效果，只是打發時間而已。

有一天在超級市場前，拿到了宣傳單，一看，在一小時後附近會有氣功的一日體驗會，這到底是什麼東西呢?於是到會場去一探究竟。

內容是柳橋老師的弟子們教導簡易的課程，以及最重要的氣功姿勢。重要的姿勢就是「站樁功」。經過一日體驗之後，只是進行幾分鐘的站樁功，覺得原本混沌的頭腦和頸部變得非常清爽。但是因爲第二天有事情，沒有辦法參加講習，當天就回家了。

過了兩週以後，發高燒四十度，住院打點滴，過幾天以後終於退燒出院了。

我不希望這種情形再反覆出現，於是下定決心打電話給氣功協會。和職員商量，安排時間到會場去。

雖然我是中途加入的，但是聽柳橋先生的課，自己在家練習。不是只有小周天，連丹田呼吸、小動物的姿勢、提肛等都進行。尤其進行丹田呼吸時，覺得身體發熱，大量流汗。原先是前後擺動，好像腰在扭轉一樣，過了十天以後擺動停止了。從這個時候開始，走起路來非常輕鬆。

上課後不到一個月，體力恢復，甚至一天能趕兩場講習會。每一根腳趾都可以用力，從車站到家，以前要花二十五分鐘走路，現在只要花六分鐘就能走到了。每一次到會場去時總覺得「這一次一定又有好事發生」，以愉快的心情進入實踐課程。

首先是血壓下降，以前爲一九〇～一一〇，現在是一四〇～七〇。甲狀腺腫大的毛病也治好了，頭髮恢復了光澤，重新長出新髮來。以往好像沒什麼睫毛，但是……。在開始長新髮之後，目前已經長了五公分。臉頰和腹部收縮，體形好看多了。以前手發抖字寫不好，但是現在能夠好好的寫柳橋先生課堂上所上的內容了。由於網膜剝離，因此東西看不清楚，現在右眼還稍微看不清楚，不過左眼已經看得清楚了。

事實上，有很多毛病是在不知不覺中治好的，我自己都沒有發覺。像以前沒有辦法靠自己的力量排便，必須要用手指挖出糞便來，現在不需要這麼做了。發現了這一點，使先生非常高興，立刻向老師報告。

現在能夠輕鬆的爬樓梯，話說得很清楚。使得健康的感覺重新回來了。我很喜歡聽老師的課，最喜歡他說「清靜養神」。我認爲這是摒除雜念，使自己放鬆的重要字眼。

最後我要說的就是「一旦生病一定要改變自己才行！」對於給予我改變自己關鍵、教導我最好方法的老師，衷心地表示感謝。

遇到氣功法，過著充實的每一天

主婦　林　幸子（76歲）

〈一九九三年七月〉

因爲第二腰椎壓迫骨折住院。臥病在床十七天，後來必須穿著鐵衣進行走路的復健運動，花了四十五天才出院。體力衰退，後來到復健的整骨院，一週治療二～三次，持續治療了一年五個月。按摩、整骨療法、外氣功等的治療都接受過。在九月時花了三週的時間到北海道紋別地方，在大自然的氣當中使身心放鬆之後再回來。

腰痛、背脊痛、下肢痛的症狀都殘留著，因爲骨折，體力衰退無法復原。到了二月，出現狹心症，必須要服用硝化甘油，雖然症狀緩和，但是全身發冷，經常覺得很冷，夏天也要蓋厚厚的被子，或者是使用懷爐，幾乎每天都靠在暖爐邊。對健康感覺到非常的不安，因此想要尋求解決之道。

〈一九九四年十月二十一日〉

在朋友的建議下，聽小周天健康法的說明。當時我確信這就是我所尋求的「氣」。

〈一九九四年十月二十四日〉上課第一天

實踐之後感覺非常疲勞。疼痛的腰擺動，產生大量的唾液。

上課第二天

身體的動作自然出現，發現到疼痛緩和了。

上課第三天

膝變得很輕鬆！

上課第四天

早上清醒時覺得腳趾能用力了。不需要扶任何的東西就能單腳穿褲子，讓我感覺很驚訝。

實踐時覺得肩膀、頸部非常輕鬆，整個身體有氣循環，感覺全身溫暖。以往非常的怕冷，但是現在……。

上課第五天

在永田町本部上課。如果按照以往自己的體力來說，根本沒有辦法搭車到這個地方來。

後來每天在自宅持續實踐。每一天每一天，體調逐漸好轉，實際感覺到恢復體力。儘可能一週到氣功教室去上課一次。每次都能提升效果，讓我愈來愈喜悅了。現在變得想活動身體，希望能夠參加高級課程。

〈一九九五年二月〉

得到老師的許可參加高級班。能夠學習調息、調身、調心以及綜合的深入氣功法，感動之餘，身心都交給了氣功。後來每天會花一個多小時實踐。

〈一九九五年八月〉現在的狀況

- 與以前相比，體力恢復很多。基於自己的興趣，一週會擔任一次保母義工。
- 腰痛、下肢痛的現象已經完全消失了。
- 手腳不再冰冷。
- 即使長時間站在車上也不會晃動。
- 血壓穩定。骨折時爲二〇〇～一二〇。後來不穩定，開始練小周天之後，下降爲一四〇～八〇。

●三十年來的宿疾，需要服用藥物的心臟病，那種沈重、苦悶的自覺症狀已經完全消失了。

●顏面神經痲痺（五年前）的後遺症，右眼的痲痺眼瞼稍微有一些力量了。

●精神非常穩定。不再對健康感覺不安。不再拘泥於小事。

以往長期以來因爲身體痛苦，想做的事情都沒有辦法做，使我非常的懊悔，但是利用小周天健康法恢復元氣之後，每天都非常的忙碌。傾注全力在自己最想做的義工上，每天都過得很充實。

現在，精神面、體力面都非常的穩定，感謝自己能遇到小周天，每天都能夠快樂的實踐小周天健康法。對於柳橋老師以及職員們都非常感謝。

練功日記〈九四年十月十日～九五年八月十二日〉

自營業　是枝瞳（45歲）

首次上課日：一九九四年十月三日

十月十日　在家練習

基本調息法～小周天～虛肝功

感覺舒適的疲勞感。練功結束之後，膝到腳踝顫抖，暫時無法站立。感覺食慾稍微抑制了。開始練氣功之後，不再想喝甜的飲料〈低卡可樂〉，即使一週不喝也無妨。

十月十四日　自宅練功

基本調息法，放鬆～小周天。

練功後從膝到腳踝顫抖，暫時無法站立。

從命門到大椎感覺發燙，但並未動功。

練功前的脈搏九十，練功後七十二。

最近容易熟睡，能夠睡六～七小時。

上課前腳底因爲水泡而糜爛（糖尿病特有的症狀），現在已經完全好了。通常這個症狀在血糖降低時才會消失，因此我想自己的血糖應該是降低了。

十月二十日　醫院（漢方醫療）

醫師感到很驚訝。尿蛋白消失，血壓一二〇（上），脈搏正常（七十八）。腳底乾淨，醫師說「可能血糖降低了吧」。看到八十多歲的老醫師又驚又喜的表情，讓我覺得很欣慰。

十月二十二日　糖尿病特別講習（在永田町）

好久不曾到講習會場練功了。總覺得身體好像燃燒似的發燙。可是幾乎沒有動功。開始練功之後，身體幾乎不會感覺疲勞了。上下樓梯的痛苦，腳的倦怠，心臟的痛苦幾乎都感覺不到了。

十月二十三日　自宅練功

完全沒有生理痛，是因爲內功的關係嗎？若是平常的話，一週前就開始產生疼痛感，從當天開始連續兩天因爲劇痛而必須要服用藥物，躺在那兒休息。但是這一次完全沒有這些現象了。甚至使我忘了生理期，可以駕車出門了。

十月二十九日　糖尿病特別講習（在永田町）

上下樓梯覺得很舒服，使我不禁數起所爬的樓梯。一口氣爬了五十五階，不會喘氣。穿著高跟鞋一口氣爬上去。外出覺得很輕鬆了。今天的練功大量發汗，身體發熱，汗珠流遍全身。脈搏跳動七十八，體溫三六・三度。

十月三十一日　自宅練功

身體並沒有感受到特別的動功。但是我覺得現在自己能夠以積極的心態展現行動了。原本打算休養一年，但是我現在已經待不住了。從明天開始就要恢復中午的工作。我覺得自己已經完全恢復了元氣。脈搏跳動次數七十八，體溫三六・三度。

・經過一個月——。

脈搏完全恢復了正常，心臟不會感覺到負擔。外出覺得很輕鬆，儘量嘗試外出。心情變得很積極，沒有辦法待在家中。平常就一直想進行的英文會話課程也開始進行了，而且重新工作。即使活動一整天也不會感覺到疲勞，白天不需要睡午覺，只要四～五小時的睡眠就足夠了，不會形成半眠狀態。而且，最棒的一點就是生理痛消失，讓我覺得很愉快。事實上我覺得這種痛苦已經持續了三十年了。不管到哪裡去治療都無法治好。現在我眞的覺得自己的身體逐漸康復，在每天的生活中都讓我感覺到生存的喜悅。眞是感謝一切。

十一月六日　自宅練功

基本調息法～放鬆～小周天～糖尿病功

在練功中覺得身體好像波浪般緩慢的搖晃。身體不再像以前感覺那麼熱了。今天只睡了四小時就清爽的醒過來。不論是入睡或者是淸醒，都非常的輕鬆，一天活動的時間增多了。這是在年初根本無法想像的事情。

十一月十一日　明大前講習會

放鬆～小周天

身體又再次發燙了。可能是因爲偶而來參加講習會的緣故吧。

動功是身體出現緩慢的縱向動盪。根據老師的說法，身體出現縱向如波浪般的動盪是在治療腎臟系統，而膝和腰旋轉是治療婦科系統，我也能了解這一點！

我的動功現象就是這兩種。而身體的發熱經常都是胸的附近和命門到頸部感覺發熱。

十一月十七日　明大前講習會

放鬆～小周天

在練功中，覺得體內好像有波浪拍打一般，援慢地從下往上搖盪。膝和腰則緩慢地往右轉。沒有發汗。在意念旋轉時，覺得橘色的亮光變成金黃色一樣，不斷的燃燒。

從講習會結束後，回到自宅再練功一次。能夠正坐，心情覺得非常愉快，因此正坐練功。小周天～糖尿病功一直都是正坐進行的。練完功後有點擔心就伸直腳，雖然有點疼痛，但是立刻就能站起來。讓我覺得很高興。原本好像是風溼一樣疼痛的右手手指，疼痛不知不覺的消失了。

十一月二十二日　自宅練功

基本調息法～小周天～糖尿病功

在練功中沒有感覺到大的動盪或發熱現象。收功後腰部覺得有些發熱。能夠正坐以後，每天實行一個小時的正坐。覺得心情很愉快。

十一月三十日　自宅練功

小周天

在練功中有一種輕微的發熱感，但是不會擺動。不管是什麼毛病，一下子就治好了，所以沒有辦法做記錄。

別人說我最近變漂亮了。照鏡子時，我自己眞的也這麼想。皮膚變得美麗了，容易上妝，具有光澤。眼睛閃耀光彩。

十二月二日　自宅練功

小動物的姿勢～糖尿病功

突然發現在微暗的店內也能夠看清楚報上的字。原本看起來模糊不清的電視節目，現在也能夠看得很淸楚了。能夠用線穿針。我的工作是進行縫製服裝，因此眼睛疲勞、肩膀酸痛的毛病都很嚴重。重新回到工作崗位上，先前的症狀已經不再出現了，能夠輕鬆愉快的工作，讓我感到很高興。

十二月十一日　自宅練功

放鬆～小周天～小動物氣功

發寒、感冒還沒有治好。在練功中產生輕微的熱感，但沒有擺動。落枕的脖子已經不再疼痛，脖子能夠扭轉了。

九五年一月五日　自宅練功

放鬆～小周天

好久不曾進行自宅練功，在年末腳受傷過了一週，現在終於能站起來，又開始實踐課程。身體又出現了如波浪般擺動的現象。左手食指好像僵硬一樣非常沈重。沒有熱感。感覺一種愉快的疲勞感，想睡。

一月六日　自宅練功

放鬆～小周天

身體出現緩慢縱向的擺動。受傷的腳覺得有點痛。指頭好像全都僵硬似的。腳受傷以後進行第二次的實踐。覺得今天腳的活動比昨天更輕鬆了。

一月九日　明大前講習會

放鬆～小周天

幾乎不再感覺到身體的熱感了，在實踐中腳痛到無法忍受，但是還是忍耐的進行小周天。結果，兩小時後腳的疼痛完全停止，即使屈伸都不會覺得疼痛。腳的腫脹也去除了。走路完全沒有問題。

一月十日　明大前講習會

放鬆～小周天

柳橋老師爲我受傷的部位送入氣。雖老師說會很快治好，但是我還是努力的傳送意念。

脈搏跳動次數七十八，體溫三六・三度。

一月十二日　明大前講習會

放鬆～虛肝功～小周天

意念傳到任脈，出現緩慢縱向的波動現象，當意念傳到督脈時，身體的擺動停止，身體好像紙一樣輕盈，形成無重力狀態。甚至好像感覺身體瞬間從地面上飄起來似的。

從小開始就覺得身體有一種沈重的感覺，但是這是頭一次覺得身體好像飄浮在空中。

一月二十五日　自宅練功

好久不曾進行實踐課程。今天早上做的時候覺得很痛苦。頭重、眼睛不清晰。可能是因爲好久不曾練功的緣故吧，所以持續練功很重要。脈搏跳動不穩定，體溫混亂。

一月三十日　自宅練功

放鬆～小周天～糖尿病功

輕微的擺動，但是瞬間整個身體停止，好像僵硬一樣的靜止。感覺身體沈入無限的空間中。

二月二十七日　明大前講習會場

眞的好久不曾來這兒練功了，遇到所有的會員，大家都很有元氣，讓我覺得很高興，不過今天我已經改變了。因爲我已經好久不曾參加講習會，很興奮的坐在椅子上聽柳橋老師上課，但是卻產生了睡意，覺得好痛苦啊。在練功時覺得身體非常的沈重，手都抬不起來。感覺血氣收縮了似的，非常的疲倦，心臟苦重，缺乏集中力。老師說有惡氣進入，因而由百會穴爲我補充能量。一小時後疲勞感去除，像平常一樣恢復了元氣。

三月五日　自宅練功

調息法～小周天～糖尿病功

數字眞是很神奇。6、12、24……小時候我就察覺到6或是12的呼吸，用意念進行時就能夠心想事成。當老師的口中隨意吐出6或12的數字時，我覺得很不可思議。在我進行小周天的時候，每個穴道我都會進行12呼吸的意念。而現在6呼吸的意念需要花四十分～二十分來進行。下一次練功時，我一定要問柳橋老師。此外，從背部到玉枕穴感覺好像燃燒似的發燙。

今天雖然外出，但是不會覺得疲勞。爬樓梯也覺得很輕鬆。希望能夠早點學習採氣功法。

四月十五日　自宅練功

調息法～放鬆～小周天～糖尿病功

花粉症很嚴重。因爲鼻塞而無法熟睡。練功後過了二天，雖然狀況好轉，但是今天卻沒有擺動。身體也不再感覺發燙了。

四月二十二日　明大前講習會

只睡了二小時就清醒了。應該要再多加一些睡眠時間。好久不曾參加明大前講習會。最近經常翹課，身體又好像恢復原狀了。有時候覺得腳浮腫，睡醒時覺得不舒服。甚至睡十小時，而且眼睛模糊。我發誓一定要再繼續練功。有一陣子曾經認眞的練氣功。現在好不容易學會的糖尿病功也沒有辦法發揮作用了。希望能夠上高級班。健康是最重要的，練功讓我覺得很舒服。從肺焦到大椎雖然好像燒灼似的熱感出現了，但是幾乎沒有擺動。

六月八日　進入本部的高級班

終於能夠上高級班了。好久不曾參加講習會，覺得心情非常的愉快。二天前得了腱鞘炎，到了晚上，完全不痛了，難道是小周天之賜嗎？眞是覺得不可思議。現在即使穿上高跟鞋也能夠輕鬆的爬五十階樓梯，眞的很高興！

六月九日　高級班第二天

白鶴健步功非常的困難。剛開始學習快眠功時，眞的想要睡著了。意念強化法二的默念字句法，小時候我好像就學會了。不知從什麼時候開始，自然就體會了胴波功和胴息功。和內氣功的相遇應該不算是偶然吧。

六月十九日　明大前講習會

終於又回家了，看到大家活潑的姿態，很有元氣的樣子，感到很高興。身體產生一種發燙的熱感，汗如雨下。但是非常的累，練功後，坐在那兒休息一會。

六月二十四日　高級班

只要有強烈的意念，意志會離開。突然發現到已經進入下一個穴道了。覺得非常的累。偶而會有這種現象出現。出現好像要睡覺的狀態，但卻能清楚的感覺到離開的意志。

六月二十九日　高級班

出現清楚的擺動。身體往後飛。有一種被拉扯感，也有飛出去的感覺。但是意念還是離開了。想要使其回來卻非常疲累。今天有一些生理痛的現象。但不會覺得痛苦。

七月一日　自宅練功

基本調息法～放鬆～小周天

身體發燙。收功時，感覺氣的流通好像漩渦一般。沒有擺動。

七月十一日　自宅練功

八氣功（以太陽為主的氣功）

耳朵怪怪的。好像感覺到強烈的氣壓變化似的，心情很不好。以太陽為主的八氣功進行二十五次，耳朵的氣壓變化就停止了。從二、三天前就有這種感覺，現在已經好了。

七月十五日　練習

向老師報告前些日子的耳鳴用八氣功治好的事情。眞的只練了一次氣功就治好了。

七月二十二日　自宅練功

基本調息法～小周天～白鶴健步

進行小周天，覺得心情非常的愉快。雖然幾乎沒有擺動，但是異常發汗。即使靜止不動卻大量流汗，光是和別人說話就覺得身體發熱、發汗，這是怎麼一回事呢？真的從命門到大椎附近感覺到發燙。可能我今年眞的充滿了能量吧。

八月十二日　自宅練功

小周天～龍胴功～白鶴健步

鄉下的表姊擔心我的身體，帶兩個孩子來看我。我很高興的迎接他們。看到我完全判若兩人，很有元氣的姿態，他們感覺到很驚訝。她的母親也得糖尿病，利用食物療法，血糖值保持在一二〇～一三〇左右。因爲病弱讓人感覺不到精氣。而現在我已經停止了大吃大喝，維持普通的食量。血糖值雖然沒有減少，可是卻這麼有元氣。我希望我的力量能透過她，讓她的母親了解，因而熱情的對她述說氣功的好處。

後記

以「透過小周天治癒百病」爲口號，許多參加演講會超過二千次以上的人會問我：「你爲什麼不寫書呢？」「是否能夠將演講的內容編成一本書呢？」爲了不辜負衆人的期望，所以我寫下了本書。小周天是不分男女老幼、性別、種族等所有人體內皆存在的能量寶庫。本書的目的，就是希望讓所有人了解每個人體內都有治癒百病的力量。

培養自然狀態的生活方式，打開小周天時，氣的力量就會覺醒，使人產生很大的改變。每個人隱藏的可能性是未知數，不論是誰，只要追尋即可獲得。

儘管我們很了解自己，但是只要一有機會，又會發現新的自我。經常希望自己變得更好的人，才是優秀的人。

如果各位藉由閱讀本書而得到大的轉機，那將是筆者最大的喜悅。

作者介紹：

柳橋明人

畢業於日本中央大學法學部。

代代都是漢方醫師。

確立了自古以來被視爲全身健康秘訣、難解的小周天貫通法，任誰都能夠在短期間內習得這個方法，稱爲「小周天健康法」，努力加以推廣。

一九九五年六月，最初得到氣功界所頒發的社會文化功勞獎。

目前擔任氣功協會會長，氣功師培訓學校校長，（財）東京社會保險協會專任氣功師，服務於日本健康醫學研究所的東方醫學部門，爲氣功專任講師。

小周天健康法教室

日本國東京都港區浜松汀1－18－13

高桑大樓7F

全日本ウェルネル氣功協會

TEL：03-5473-1475

彩色圖解太極武術

1 太極功夫扇
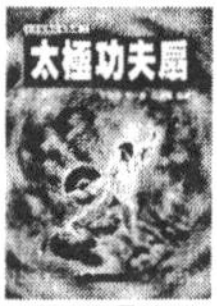

定價220元

2 武當太極劍
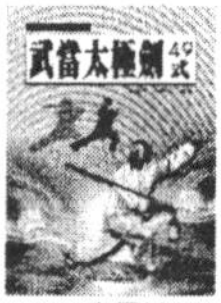

定價220元

3 楊式太極劍
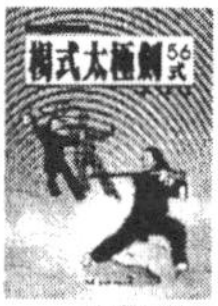

定價220元

4 楊式太極刀
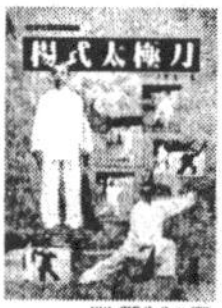

定價220元

5 二十四式太極拳+VCD
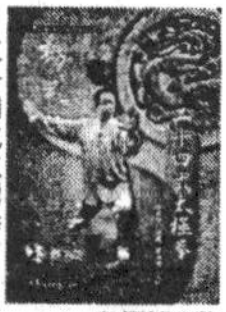
定價350元

6 三十二式太極劍+VCD
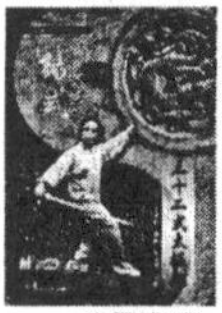
定價350元

7 四十二式太極劍+VCD
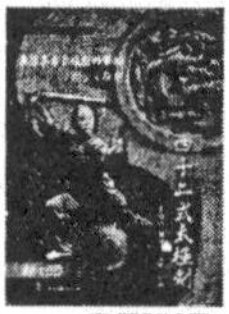
定價350元

8 四十二式太極拳+VCD
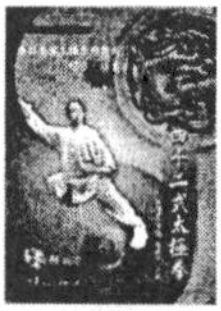
定價350元

9 楊式十八式太極劍 十六式太極拳
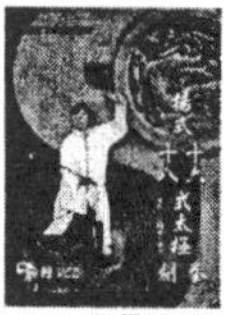
定價350元

10 楊氏二十八式太極拳+VCD
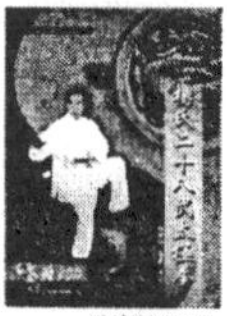
定價350元

11 楊式太極拳四十式+VCD
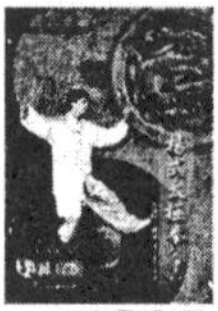
定價350元

12 陳式太極拳五十六式+VCD
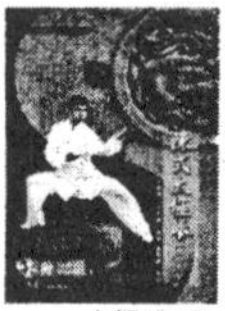
定價350元

13 吳式太極拳五十六式+VCD
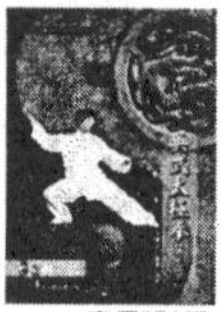
定價350元

14 精簡陳式太極拳八式十六式
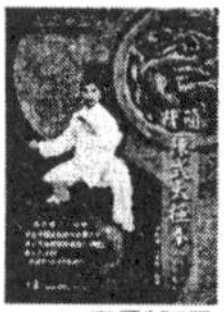
定價220元

15 精簡吳式太極拳三十六式 拳架・推手
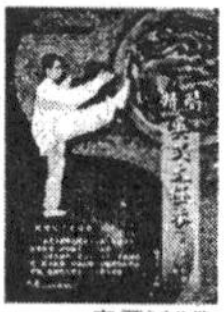
定價220元

16 夕陽美功夫扇
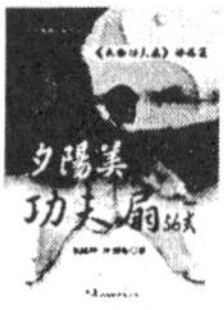

定價220元

17 綜合四十八式太極拳+VCD
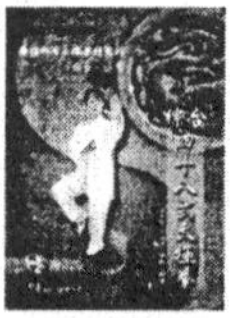
定價350元

18 三十二式太極拳 四段
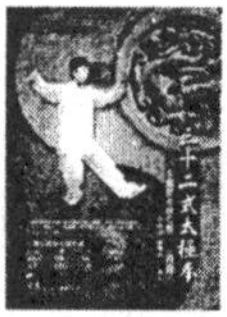
定價220元

19 楊式三十七式太極拳+VCD
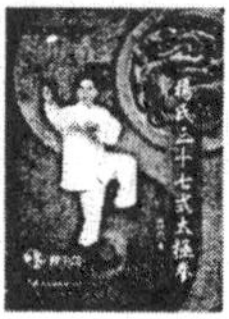
定價350元

20 楊氏五十一式太極劍+VCD
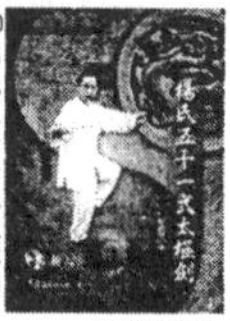
定價350元

21 嫡傳楊家太極拳精練二十八式
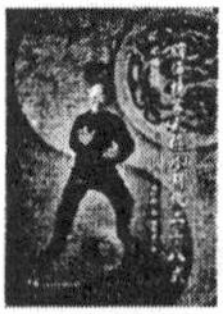
定價220元

22 嫡傳楊家太極劍五十一式
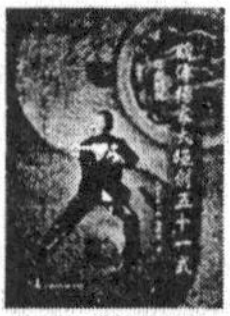
定價220元

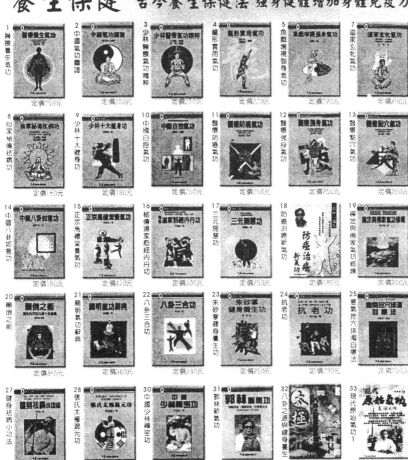

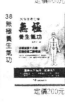

國家圖書館出版品預行編目資料

小周天健康法／柳橋明人著；莊雯琳譯
－2版－臺北市，大展，1999【民88】
面；21公分－（養生保健；39）
ISBN 978-957-557-931-9（平裝）
1.. 氣功　2. 健康法
411.12　88007475

SHOUSHUUTEN KENKOUHOU

Originally published in Japan in 1995 by BUSINESS SHA LTD.
Chinese translation rights arranged through TOHAN CORPORATION, TOKYO and KEIO Cultural Enterprise Co., Ltd.

小周天健康法

原 著 者／柳 橋 明 人
譯　　者／莊 雯 琳
發 行 人／蔡 森 明
出 版 者／大展出版社有限公司
社　　址／台北市北投區（石牌）致遠一路2段12巷1號
電　　話／(02) 28236031・28236033・28233123
傳　　真／(02) 28272069
郵政劃撥／01669551
網　　址／www.dah-jaan.com.tw
E-mail／service@dah-jaan.com.tw
登 記 證／局版臺業字第2171號
承 印 者／傳興印刷有限公司
裝　　訂／承安裝訂有限公司
排 版 者／弘益電腦排版有限公司
初版1刷／1999年（民 88年） 8月
2版2刷／2014年（民103年） 1月　定價／200元

大展好書　好書大展
品嘗好書　冠群可期

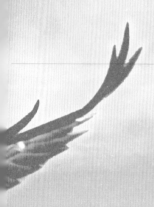

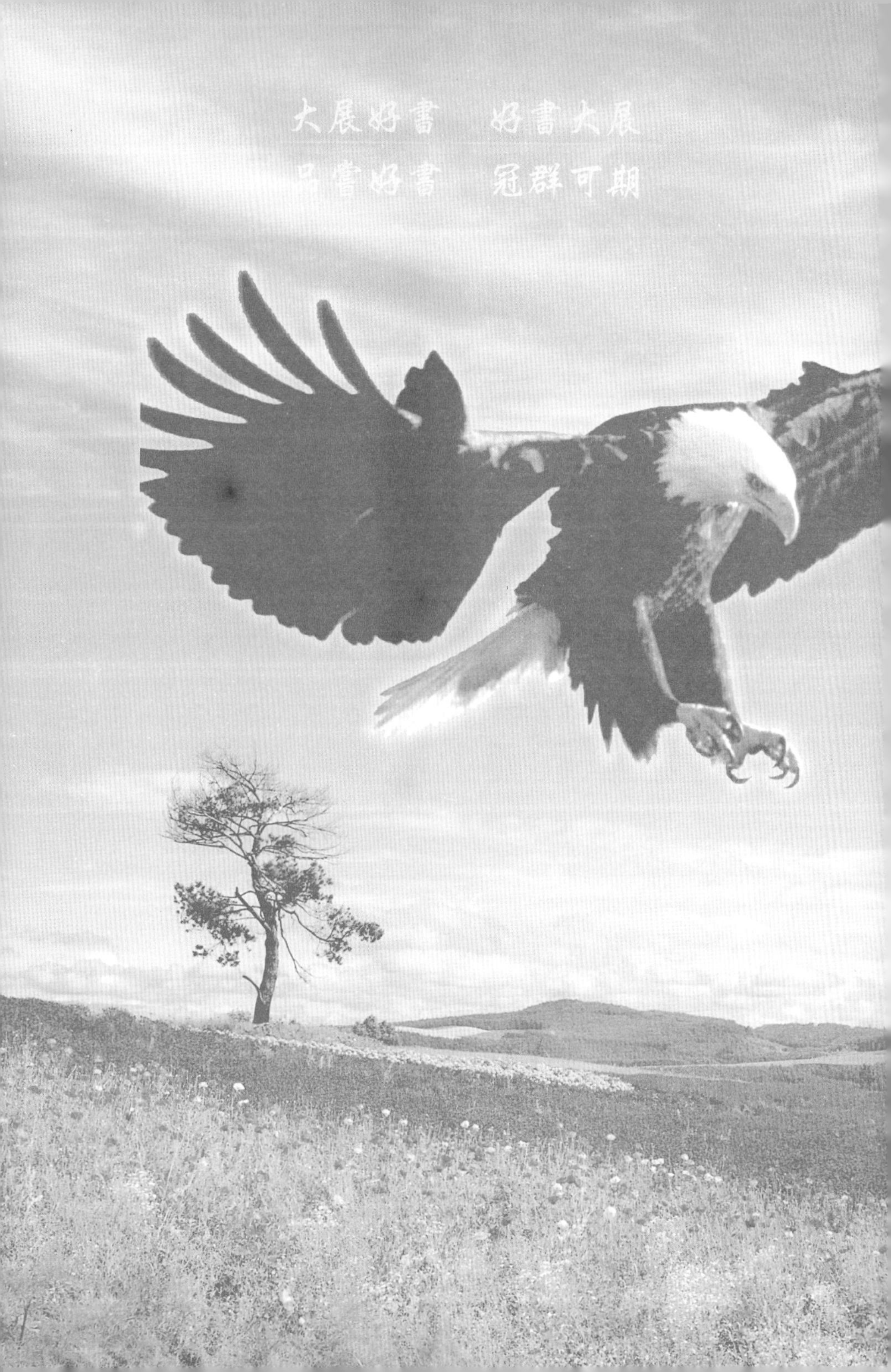
大展好書　好書大展
品嘗好書　冠群可期